看護管理者のための
組織変革の航海術

個人と組織の成長をうながす
ポジティブなリーダーシップ

市瀬博基 | 著

医学書院

市瀬　博基（いちのせ　ひろき）

1988年東京大学経済学部卒業。企業勤務を経て，上智大学大学院外国語学研究科比較文化専攻修了。2008年英国オックスフォード大学にて博士号（社会人類学）取得。日本の企業，組織における組織開発と自発性の関係性を研究テーマとする。著書に『看護のためのポジティブ・マネジメント』（医学書院，共著），『ビジュアル　はじめてのコーチング』（日経文庫），訳書に『AI「最高の瞬間」を引きだす組織開発』（PHP研究所，絶版），『なぜ，あのリーダーの職場は明るいのか？』（日本経済新聞出版社）がある。

看護管理者のための組織変革の航海術
──個人と組織の成長をうながすポジティブなリーダーシップ

発　　行　2017年8月15日　第1版第1刷Ⓒ
執　　筆　市瀬博基
発行者　　株式会社　医学書院
　　　　　代表取締役　金原　優
　　　　　〒113-8719　東京都文京区本郷1-28-23
　　　　　電話　03-3817-5600（社内案内）
印刷・製本　アイワード

本書の複製権・翻訳権・上映権・譲渡権・貸与権・公衆送信権（送信可能化権を含む）は株式会社医学書院が保有します．

ISBN978-4-260-03216-2

本書を無断で複製する行為（複写，スキャン，デジタルデータ化など）は，「私的使用のための複製」など著作権法上の限られた例外を除き禁じられています．大学，病院，診療所，企業などにおいて，業務上使用する目的（診療，研究活動を含む）で上記の行為を行うことは，その使用範囲が内部的であっても，私的使用には該当せず，違法です．また私的使用に該当する場合であっても，代行業者等の第三者に依頼して上記の行為を行うことは違法となります．

JCOPY　〈出版者著作権管理機構　委託出版物〉
本書の無断複製は著作権法上での例外を除き禁じられています．複製される場合は，そのつど事前に，出版者著作権管理機構（電話03-3513-6969，FAX 03-3513-6979，info@jcopy.or.jp）の許諾を得てください．

協力者一覧（各章・五十音順）

◉第1章
上山香代子　福井大学医学部附属病院看護部・統括看護師長

黒川美幸　福井大学医学部附属病院看護部・看護師長

高山裕喜枝　福井大学医学部附属病院看護部・統括看護師長

橘幸子　福井医療短期大学看護学科・教授

◉第2章
谷口理恵　庄原赤十字病院・看護部長

松川沙織　庄原赤十字病院看護部・看護係長

三河内敬子　庄原赤十字病院看護部・看護師長

◉第3章
笠松由佳　虎の門病院看護部・看護次長

佐藤八重子　九段坂病院・看護部長

宗村美江子　虎の門病院・副院長

◉第5章
市川二葉　慶應義塾大学病院・看護部病院事務局・次長代理

片岡美樹　慶應義塾大学病院・看護部次長（教育）

加藤恵里子　慶應義塾大学病院・看護部次長（質管理）

鎮目美代子　慶應義塾大学病院・キャリア開発室長

杉浦なおみ　慶應義塾大学病院・教育担当看護師長

手島恵　千葉大学大学院看護学研究科・病院看護システム管理学・教授

◉第6章
宇都宮宏子　在宅ケア移行支援研究所　宇都宮宏子オフィス

倉澤正子　荻窪病院・看護部長

櫻井京子　荻窪病院看護部・看護主任

細川香代子　セコム医療システム株式会社・運営監理部・担当課長

吉富若枝　荻窪病院・看護副部長

まえがき

　この本は，雑誌「看護管理」（医学書院）に連載した「ポジティブ・マネジメントの航海術」を基に加筆修正を行いまとめたものです。本書の狙いは，先進的な組織変革を推進したリーダーの方々へのインタビューを通して，看護管理者のみなさんが組織変革に取り組む上での心構えやリーダーシップのあり方を明らかにすることです。

　この本には「すぐに役立つノウハウ」は含まれていません。どのような組織変革の取り組みであれ，その過程で個人と組織の成長を同時に実現するためには，単にノウハウを実践するだけでは不十分だからです。メンバーの1人ひとりが取り組みのポジティブな意味や意義を深く理解し，メンバーどうしで助け合い，学び合う関係をつくり上げられるよう働きかけるためには，組織変革を幅広い視野と長い時間軸で捉える視点が必要なのです。

　フランスの作家マルセル・プルーストが語っているように，何かを発見するまでの旅においてもっとも大切なのは，見たことのない風景を追い求めるのではなく，新たな「まなざし」を身につけることです。そうした意味で，本書が明らかにしようとするのは，組織が最終的に目指す場所に辿り着くまでの道筋を思い描き，実践に反映し，柔軟に行動を変えることを可能にする「まなざし」です。

　社会全体の大きな変化からどのように組織変革の必要性や新たなツールが生み出されるのか？　ツールを整備し，組織への導入を図る過程で，どのような不測の事態が起きるのか？　そしてそのような事態にどう対応すればよいのか？　こうした視点から日々の取り組みを捉え直すことで，組

織変革を推進するリーダーに求められるブレない心と柔軟な行動を両立させ，変革の取り組みを成功に導いていくこと，それが本書で考察する「航海術」の姿です。

　本書の出版までの「航海」では，大変多くの方々にお世話になりました。取り組みを取材させていただいた看護管理者の方々，そして手島恵先生，宇都宮宏子先生のご協力なしには，この本が生まれることはありませんでした。貴重な時間を割いてインタビューに真摯にお応えいただいたみなさまに深く感謝いたします。

　本書に登場される方々の職位の表記は，取り組み当時とインタビュー当時のものを文脈に応じて使い分けています。なお，引用文中の用語は，本書全体の表記に統一しています。

　また，医学書院の編集者，小齋愛様には企画段階から連載まで，そして宇津井大祐様には書籍化の段階で大変お世話になりました。篤く御礼申し上げます。

　この本が，多少なりとも看護管理者のみなさんの組織変革の「航海」にお役に立てることを願っています。

2017 年 8 月
市瀬博基

目次

まえがき　iv

イントロダクション　組織変革の航海術とは？　1
　　　　　　　いま看護管理に求められていること

PART 1　新たな「活動」を生み出す航海術

第1章　「航海術」の理論的枠組みを構築する　18
　　　　集団の「活動」としての看護実践

第2章　新たなツールを生み出す　39
　　　　庄原赤十字病院における「県民の森研修」の導入

　　　column 1　人には無限の力が秘められている!?　66
　　　　　　　最近接発達領域の学びと人材育成

第3章　ツールを組織に定着させる　69
　　　　虎の門病院におけるコンピテンシー・マネジメントの導入

　　　column 2　チョコレートはどこにある？　99
　　　　　　　「状況に埋め込まれた学習」の第一歩

第4章　「活動」の矛盾と組織変革のプロセス　102
　　　　これまでのまとめと今後の展望

PART 2 「活動」の範囲を広げる航海術

第5章 「活動」の実践範囲を広げる 126
慶應義塾大学病院における EBP の導入

column 3 「答え」を探す自分を探せ! 160
マネジメントにおけるコーチングとリフレクションの役割

第6章 「活動」領域間の連携をはかる 163
荻窪病院における在宅療養移行支援の取り組み

column 4 「分かる」を生み出す関係性? 197
内省をうながすコミュニケーションが前提とする考え方

第7章 古くて新しい組織変革の「航海術」 200
全体のまとめ

長いあとがき インタビュー・コーチング・リフレクション 221
航海術としてのコミュニケーションの役割

索引 243

イントロダクション

組織変革の航海術とは？
いま看護管理に求められていること

　少子高齢化の進展や医療・看護の高度化と専門化，さらに看護ケアを提供する場の多様化といったさまざまな環境変化を背景に，看護師に求められる役割が拡大を続けています。こうした状況のもと，看護管理のさまざまな局面において組織変革の取り組みが行われています。近年のこうした取り組みが目指しているのは，メンバーの１人ひとりが既成の概念に疑問を投げかけ，自分自身の考え方や行動パターンに内在化されたルールや価値観に気づき，メンバーどうしで助け合い，学び合いながら組織全体の行動を変えていくことです。

　しかし，こうした取り組みの成功事例が喧伝される一方で，「導入しようとしたが大きな反発が起きた」「一時的には盛り上がったが，その後の継続がむずかしい」といった声も聞こえてくるようになりました。こうした声に示されているのは，組織変革の成否は新たな取り組みの導入・定着の過程で起きるさまざまな不測の事態に対処しながら，変革の意味や意義をメンバーに納得してもらい，必要に応じて当初の計画を柔軟に変更・修正できるかどうかに左右されるということです。

　では，看護組織に求められている環境変化への対応とは，組織メンバーの認識と行動にどのような変化をもたらすことなのでしょうか？　新たな制度や仕組み，ルールや手法の意味や意義をメンバーにしっかりと理解してもらうためには何が必要なのでしょうか？　組織変革の取り組みに対するスタッフからの抵抗や反発に柔軟に対処していくためには，どのような

働きかけが必要になるのでしょうか？

いま求められる変革とは？

　組織を変革するということは，メンバーの行動を変えることです。しかし環境の大きな変化に対応する形で組織メンバーの行動を変えること自体は昔から行われてきています。では，現代の看護管理に求められている「変革」は，これまでの取り組みとどのような点が異なっているのでしょうか？

　日本看護管理学会は，1990年設立の日本看護政策研究会を発展的に解消する形で1996年に発足しています。この学会の発会式における中西の言葉は，現代に求められる変革の本質を考える上での大きなヒントを与えてくれます。

> これまで研究会では，看護界を取り巻く施策に対する"変化への適応"を主に対応してきたが，これからは適応のみでなく，専門職としてアイディアを積極的に外に示していかなければならない。『与えられた役割を遂行する』段階から，『仕組み自体を自ら問う』という時代背景になっている[1]。

　これまでは「変化への適応」，すなわち組織メンバーの行動を変え，施策の変化に伴って与えられた新たな役割を遂行することが看護管理者に求められていました。しかし，これからの時代の変革においては，**既存の仕組み自体に疑問を投げかけ，組織として仕事に取り組む上での新たな枠組みを模索し，これに適応する形でメンバーの行動を変えていく必要がある**のです。

---

[1] 中西睦子：日本看護管理学会設立される―専門職の視点から積極的な発言を．週刊医学界新聞，第2201号（1996年7月26日），医学書院，1996．

「仕組み自体を自ら問う」とは？

ここで「仕組み自体を自ら問う」とは，具体的に何をすることなのでしょうか？　すでに1960年代末から1970年代初頭にかけて，自治体，教育，医療といった公的サービス機関における大きな構造変化が進展していた米国でも，同様の「変革」が求められていました。ドラッカーは，こうした状況における組織変革にまず求められるのは，何よりもミッションを明確化することだと述べています。

> アメリカの地域の病院は，公立ではなく私立の非営利組織である。しかし多くの病院で，ミッションの混乱が成果を阻害している。
>
> 病院とは開業医を含む医師にとっての設備か。コミュニティの健康センターか。地域住民の健康維持のためのものか。稀にしか使わない高額機器まで備えた高度医療機関たるべきものなのか。予防と啓蒙に力を入れるべきものか。治療にのみ集中すべきものか。
>
> これらのいずれもが病院の定義たり得る。『いずれにも一理ある。問題はどこに最善のバランスを見出すかである』ところがほとんどの病院が，問題など何もないかのように行動している。その結果，これらのミッションのいずれも満足に果たせないでいる[2]。

ここに描かれているように，これからの時代に必要となる変革では，仕組みそのものに疑問を投げかけ，「いずれにも一理ある」ミッションの中から，チームや組織が本当に必要としているものは何かを見きわめることが何よりも大切なのです。

---

[2] ピーター・ドラッカー著，上田惇生訳：マネジメント　課題，責任，実践　上（ドラッカー名著集13），ダイヤモンド社，183，2008.

1 人ひとりの意思決定と組織ミッションをつなげる

　もちろん，管理者がミッションを選び取りさえすれば，組織メンバーの行動が自動的に変わるわけではありません。ノーマン[3]を引用して井部が述べている通り，サービス組織が成果を上げるためには「組織の全体が"単一の原理"によって貫かれているような状態」をつくり出し，「顧客が品質を認知する，顧客と企業との接触場面，つまり真実の瞬間」において，**1人ひとりのスタッフがミッションの実現を実感できるようなマネジメントを実践する必要があるのです**[4]。

　ドラッカーが述べているように，現代では組織に「直接影響を与える決定が，組織のあらゆる階層」において行われています。特に，医療・看護が高度化・専門化し，看護提供の場が多様化する看護組織においては，「マネジメント上の地位や肩書きのない」スタッフによって行われる，「何を行い，何を行わないか」「何を続け，何をやめるか」といった決定が，組織としての成果に大きな影響を及ぼします[5]。

　こうしたスタッフは，「彼らなりに漠然とではあっても，自らの事業についての何らかの定義」や「組織の内外の状況についての何らかの見解」，さらに「いかなる成果が望ましく，いかなる成果が望ましくないかについても，それぞれ考え」[5]を持っています。こうした点を考慮すれば，これからの組織変革に求められているのは，1人ひとりのスタッフが患者・家族と向き合う場において，どこに目を向け，何を考え，どう判断し，どのような行動に踏み出し，その結果をどう捉えるのかといった，「真実の瞬間」を通じて組織ミッションの実現を実感できる環境を整えることです。

　それは，村上[6]を参照して井部が述べているように，「制度やルール，マニュアルなどで拘束され不自由」な看護実践を生み出すのではなく，「技

3　リチャード・ノーマン著　近藤隆雄訳：サービス・マネジメント．NTT出版，1983．
4　井部俊子：看護のアジェンダ．医学書院，12，2016．
5　前掲書2），93-94．
6　村上靖彦：仙人と妄想でデートする—看護の現象学と自由の哲学．人文書院，2016．

術的，法的，倫理的といったさまざまな仕方で外から課せられる規範」がありながらも，それとは別に「自らの行為がそれに則っているプラットフォームを自主的に創りだす」[7] ようなやり方で，新たな組織行動をつくり出すことを意味しています。

いま求められている変革とは，単に新たな行動を生み出すのではなく，1人ひとりのメンバーが，「自分は何のために何をやっているのか」「状況がどうなっているのか」「どのような成果を実現すべきなのか」といった仕事の意味や意義に照らして，適切な行動をとることができるように働きかけていくことなのです。

自発的な行動を引き出すリーダーシップ

だとすれば，そこで求められているマネジメントとは，永池ほかが述べているような「創造型のOJT」を組織のさまざまな階層で実現するものでなければならないでしょう。

> 自らが変革や経営ビジョンを意識しつつも，フォロワーにはそれを押しつけることなく，専門職としての成長を支援することで，フォロワーが無意識にチームの力となるように導き，その力を組織目標の方向に向かわせることを実践しなければならない。それは「個の力をチームの力」として結集させるためのリーダーシップである。その力が組織の目標を達成し，さらにはその結果をもって看護職が社会へ貢献する姿勢を実現する[8]。

「創造型のOJT」として機能する組織変革に最も必要なのは，管理者が

---

[7] 前掲書4），353．
[8] 永池京子・安里節子・名嘉かつえ：チェンジリーダーをめざして―変革期にある看護職員の意識を通して―．日本看護管理学会誌，Vol 6, No 2, 51, 2003．

思い描いた行動を確実にメンバーに実行させるために緻密な計画を立案することではなく，計画実施後に起こり得る「抵抗派の発生防止や現在ある抵抗やストレス」[8]といった不測の事態をうまくマネジメントすることも含めて，組織の変化をリードするということです。さらに，「組織のあらゆる階層」のメンバーの意識と行動を変革するためには，組織全体の意思決定権限を持つ立場の者だけでなく，さまざまな階層において，それぞれの立場から現場の変革をリードする計画推進者の役割が取り組みの成否を大きく左右することになるでしょう。

この本のねらい

　計画の取り組み後に生じる不測の事態に対して，どのように柔軟かつ機動的な対応を行うかによって組織変革のその後の方向性が決まるとすれば，計画実施後の紆余曲折に示される現場のリーダーたちの意識と行動にこそ，いま求められる組織変革の本質が隠されているはずです。

　しかし，計画実施後の不測の事態にどう対応すべきかという点については，これまであまり詳しく論じられてきませんでした。この本では，組織変革の先進事例について，異なる立場で取り組みを推進してきたリーダーの方々へのインタビューや座談会での発言をもとに，それぞれの組織変革のプロセスを詳細に検討し，さまざまな状況や局面に共通してみられるポイントを明らかにするとともに，計画の実施段階で必要となる看護マネジメントのあり方を探っていきます。

　組織変革の取り組みが最終的に成功するまでの話には，つねに何かしらの紆余曲折の物語が含まれています。こうしたエピソードは，取り組みが成功するまでの付随的な「こぼれ話」ではなく，最終的に到達点に辿り着くまでに，さまざまな立場で変革を推進した方々がどのように組織の変化をリードし，メンバー1人ひとりの力をどのように組織目標の方向に向

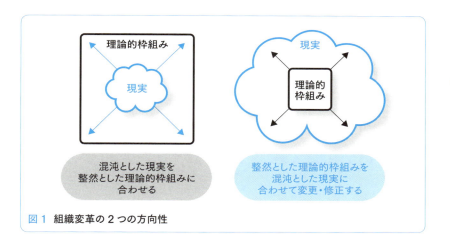

図1 組織変革の2つの方向性

かわせるように働きかけていったかを物語っています。そこに浮かび上がってくるのは，変革を組織にしっかりと根づかせるためには，新たな制度や仕組みのあり方をすでに決まっている「型」に合わせるのではなく，それぞれの組織や職場の特性や，置かれた状況に応じて柔軟に変更・修正し，メンバーに対してさまざまな働きかけを続ける形で変化をリードすることの大切さです（図1）。

計画立案のための「航海術」

組織変革の計画を立案することは，航海を前に目的地を定め，海図に示された港や入り江などの情報をもとに航路を検討し，装備を整えるようなものです。しかし，いざ船出してみると，突然の嵐や時化，エンジンの故障に乗務員どうしのトラブルなどの不測の事態がつねに発生します。準備を整え，いざ走り出した後に，何が起きるのでしょうか？　最終的な決定権者だけでなく，各職場のリーダーたちは，こうした事態にどう対応すればよいのでしょうか？

こうした認識のもと，この本では，以下に示すような組織変革の「航海

術」を明らかにしていきます。

- 組織変革の取り組み開始後にどのような不測の出来事が起きるのか？
- そうした事態に対応するために必要な心構えや具体的な方策は何か？
- なぜ取り組みの途中でプロジェクトが予期せぬ方向へ進展することがあるのか？
- 不測の事態に対応する過程で，どのような気づきが生まれるのか？

　衝突や対立，抵抗や葛藤から生じるネガティブな感情をポジティブなものに変え，これを新たな取り組みという具体的な行動に結びつけることによって組織を活気づけるという意味では，ここで考えようとしているのは，計画実施段階におけるポジティブ・マネジメントだといえるでしょう。この本が明らかにしようとするのは，導入を計画する制度や仕組みに「血を通わせる」ために必要となる，組織変革の航海術なのです。

この本の構成と各章のポイント

　さまざまな組織変革の取り組みをめぐるインタビューをもとに組織変革の航海術を探っていくにあたり，まず第1章ではインタビューを分析する枠組みを定め，第2章と第3章で2つの事例を検討します。そして，第4章で2つの事例の考察から明らかになった点を振りかえった後に，さらに第5章と第6章で2つの取り組み事例の検討を行います。その後に第7章で事例検討全体を振りかえり，それぞれの事例の考察から明らかになった点をまとめていきます。

第1章：組織変革の「航海術」を考察するための理論的枠組みとは？

　第1章では，組織変革の特質とプロセスを考える上での理論的枠組み

について考えます。まず，**エンゲストロームの「活動理論」**という考え方を参考にして，個人の「行動」と集団の「活動」との間にどのような違いがあるのかを検討します。そして，個人の行動「として」立ちあらわれるように見える看護実践も，その背後にはさまざまな社会的・文化的力が働いており，集団の「活動」が変化するプロセスでは，1人ひとりのメンバーに内在化されたさまざまな力が衝突や対立を引き起こす可能性があることを明らかにします。

さらに，この枠組みに沿って福井大学医学部附属病院が取り組んだPNS導入のプロセスを検討し，組織変革の取り組みによって集団の「活動」が新たな姿に生まれ変わる過程や，そこで生まれる抵抗や反発の性質，そしてこうした事態にどのように対応すべきか，といった点について考察します。

章の最後では，さまざまな組織変革の取り組みを，「新たな取り組みの性格」や「(新たな取り組みの)意味づけの共有範囲」という視点から捉えることで，いくつかの構造的なバリエーションが考えられることを示し，第2章以降で検討する4つの取り組み事例の共通点と相違点を明らかにしていきます。

第2・3章：取り組みの性格の違いが「航海術」をどう変えるのか？

第2・3章では，取り組みの性格の違いが組織変革の条件とプロセスにどのような影響を及ぼすのかに焦点を当てて事例検討を行います。

第2章で取りあげる事例は，2009年から庄原赤十字病院が取り組んでいる，プリセプター・教育担当者を対象にした看護リフレクション研修と，ここに新人看護職員を交えて行う新人研修期間のリフレクション研修(「県民の森研修」)の導入プロセスです。この章では，**ヴィゴツキーの「最近接発達領域」**という考え方に沿って，まったく新たな研修をつくり出す過程で，いかにして病院のメンバーが取り組みの意味や意義を手探りして

いったのかを検討します。

　この章で明らかにすることは，協働と対話という具体的な他者との関わり合いの中から学びと成長が生まれ，その過程でつくり上げられる認識と行動が自分自身のものとして内在化されるプロセスこそが，集団の「活動」をつくり出すということです。さらに，まったく新たな形で集団の「活動」をつくり出す過程で，管理者はどのような役割を果たすべきかについても考えます。この過程で管理者が何に目を向け，どのような働きかけを行ったのかを明らかにすることにより，ビジョンを明確化し，メンバーどうしの関係を維持・強化するという，管理者に求められる役割の重要性を描き出していきます。

　第3章で検討する虎の門病院のコンピテンシー・マネジメントでは，導入するツールのお手本が存在しています。しかし，この章での検討から明らかになるのは，お手本がありさえすれば，新たな取り組みが何事もなく導入できるわけではないということです。

　新たなツールを組織で十全に活用していくためには，そのツールが「何のために生み出され，どう使うことで，どのような結果が生まれるのか」といった点に関する認識を，メンバー間でしっかりと共有することが大切です。そのためには，ふだん自分が何をどのように判断し，どう行動しているのかを振りかえり，ツールの意味や意義についての理解を深められる場，すなわち**「内省をうながすコミュニケーション」**の場を整えることがきわめて重要であることを明らかにしていきます。また新たな取り組みを組織に定着させるにあたっては，開発メンバー間でディスカッションを重ね，部門のリーダーが取り組みを主導するだけでなく，各職場のリーダーがスタッフの日々の仕事への取り組みを**承認**することによって，スタッフの内省をうながすことが大切であることも明らかにします。

第4章：新たな「活動」を生み出す原動力は何か？

　第4章では，第2・3章の検討を通じて明らかになったことを，集団の「活動」が内包するさまざまなレベルの矛盾と関係づけながら振りかえるとともに，以降の章における事例検討のポイントを明らかにします。

　集団の「活動」はさまざまな形の矛盾を生み出し，そこから「何かをせざるを得ない状況」が引き起こされることによって，それまでとは違った形に「活動」が変化していきます。また，2つの集団が同じように仕事に取り組んでいる状況で，ある集団が，より進んだ形で仕事のツールを活用する一方，もう1つの集団は，そうした意味や意義が十分に浸透していないという場合，2つの集団による「活動」の間に矛盾が生まれ，新たな「活動」を生み出す契機になることも指摘します。

　また，第2・3章で行った検討を，**異なるレベルの矛盾**がどのような状況を引き起こすかという視点から振りかえることで，矛盾によって引き起こされる，相反する感情の板挟み状態が新たな「活動」を生み出すとともに，異なるレベルの矛盾は，それぞれ異なる形で新たな「活動」を生み出すきっかけになることを明らかにしていきます。

第5・6章：実践領域の拡大範囲の違いが「航海術」をどう変えるのか？

　第5・6章では，「活動」を広げる過程でどのような矛盾が生じるのか，そうした矛盾を解消するためには何が必要か，という視点から，慶應義塾大学病院と荻窪病院の取り組みを考察していきます。

　第5章で取りあげる組織変革のテーマは，最新の研究成果を臨床実践に反映させることをめざした EBP（evidence-based practice：科学的根拠に基づく看護実践）です。慶應義塾大学病院が取り組む EBP は，看護研究の動向や情報通信技術の進歩，データベース環境や情報インフラの整備といった外部環境の構造変化に対応する形で看護組織の内部に変化を生み

出し，臨床実践という「活動」を変化させる試みです。

　この章では，分散する「活動」領域間を結びつけ，新たな「活動」のまとまりをつくり出すためには，異なる「活動」領域間で生まれる**越境学習**が重要な役割を果たすとともに，越境学習の場として「活動」領域間に「**結び目**」をつくることの大切さを明らかにします。「活動」領域間につくられる「結び目」は，関わり合うメンバーが自分たちの「活動」の目標を重ね合わせ，その構成要素を見直すことをうながします。その結果，これまでの「活動」が拡張し，「結び目」を介して連携する「活動」のまとまりが，それまでには存在しなかった新たな「活動」へと変貌するのです。

　ここで大切な役割を果たすのが，一見すると些細に見えるコミュニケーション行動の積み重ねです。第5章では，境界を越えて「活動」の実践領域を拡大するプロセスでどのように矛盾が解消されるのかという視点から現場の取り組みを詳細に検討することによって，「活動」領域間の対話がどのようにつなぎ合わせられるのか，そこからどのように越境学習が生まれるのかを明らかにしていきます。

　第6章で取り上げる荻窪病院の取り組み（在宅療養移行支援）は，「活動」の実践領域を看護組織や看護コミュニティの外側にまで拡大し，医療・介護・福祉の垣根を越えた地域包括ケアシステムを構築する取り組みの一環です。

　これまで「病院完結型」で考えられてきた医療・看護のあり方を，地域に広がるさまざまな「活動」のネットワーク全体で治し，支える「地域完結型」のサービス提供体制に変化させるためには，外来・入院中から退院後の生活を見越した退院支援や，地域のさまざまな社会的サービスへのスムーズな移行を実現する退院調整が必要になります。

　この変革の過程では，病棟や外来など，さまざまな職場で仕事に取り組む看護師が，患者の退院後の生活のイメージを膨らませ，退院支援に主体的に関わり合えるようになるかどうかが，取り組みの実効性を左右します。

つまり，さまざまな「活動」領域にまたがる看護師1人ひとりの意識改革の成否が決定的な影響力を持つことになるのです。

従って，この章の検討においても越境学習が重要な役割を果たします。しかし荻窪病院の取り組みは，第5章で検討した事例よりも，さらに大きく「活動」の実践領域を拡大していこうとしていることから，異なる領域間に「結び目」を生み出す計画推進者の役割がいっそう重要になることを明らかにします。

ここで明確になるのは，計画推進者が「活動」領域間に「結び目」をつくり出せるまでには，大きな精神的負荷を伴う苦しい体験を乗り越えなければならない場合があるということです。自分を含む集団の「活動」を変えるということは，関わり合う相手に「だけ」意識の変革を求めるのではなく，まずは自分自身の意識を変えることで，相手の意識と行動に変化をもたらす関係性に目を向ける必要があるのです。

章の後半では，センゲの「**学習する組織**」という考え方に沿って，「活動」の実践領域が大きく拡大し，さまざまな「活動」のまとまりが一体となって動くこと（ノーマンが語る「組織の全体が"単一の原理"によって貫かれているような状態」[3]）で，部分を足し合わせた以上の力を組織が発揮できるようになるための条件とプロセスについての考察を行います。

第7章：新たな「活動」を生み出すプロセスにおける
　　　　ポジティブな感情の役割とは？

この章では，それまでの考察全体から明らかになった点をもとに，集団の「活動」が変化するプロセスにおけるポジティブな感情の役割について考えていきます。そして，この本全体の考察から浮かび上がってくる，組織変革の取り組みに対する実践的な示唆を導き出していきます。

まず，**新たな「活動」を生み出すポジティブな感情**についての理解を深めるため，「活動」を成り立たせる要素が個人に内在化されるプロセスを

詳しく検討します。仕事に取り組むことを通じてメンバーの意識が拡張するプロセスを，ポランニーの「暗黙知」という考え方に照らして考察することによって，必ずしも意識には上らない感覚や勘が，意識と行動をつなぐ重要な働きをしていることを明らかにします。

さらに，このプロセスが促進されたり，阻害されたりすることによって，仕事に対するポジティブな意味づけやネガティブな意味づけが生まれてくることを示し，事例検討から明らかになった組織変革のプロセスにおいて，個人の内面にどのような変化が起きていたのかについての考察を深めていきます。

長いあとがき：連載という「航海」を振りかえる

これまでの内容と大きく趣を変えこの本を書くために筆者が行ったインタビューのプロセスを振りかえり，そこで何が起きていたのかについての考察を行います。この章は，いわばこの本の土台となった，雑誌「看護管理」（医学書院）の連載記事執筆という「航海」について考える，長い「あとがき」のようなものです。

筆者が「ポジティブ・マネジメントの航海術」という連載記事を執筆するにあたって最初に思い描いていたのは，「組織変革の取り組みに関するインタビューを行い，ここで聞いた話を理論的枠組みに沿って解釈し，再構成する」ということでした。

しかしその後，「インタビューでは単に相手の話を聞いているのではなく，相手の側にもリフレクションをうながすコーチングを行っているように思えた」という指摘がありました。これをきっかけに，ここで行ったインタビューの過程を，その準備段階で自分が何を調べ，どこに目を向け，何を考えたのかも含めて振りかえってみたところ，たしかに「取材」のためのインタビューのプロセスが，この本で述べている「内省をうながすコミュニケーション」の場として機能していたのかもしれないと考えるようにな

りました。

　これまでコーチングは，個人の内面の認識や感情と（個人の）行動との関わり合い，さらにその結果として生まれる（個人として向き合う）状況の変化といった点に焦点が当てられ，主として個人を支援するための手法として語られてきました。その結果，外部環境の変化や組織の要請を踏まえた上で，どのように「無意識にチームの力となるように導き，その力を組織目標の方向に向かわせる」ための働きかけを行うかという，「創造型のOJT」に必要なマネジメントの一環としてのコミュニケーションのあり方には，あまり目が向けられてこなかったのではないでしょうか。

　この本の「取材」のために行ったインタビューに，結果的に「内省をうながすコミュニケーション」の場を生み出す力があったとすれば，そこには外部環境の変化や組織変革のマネジメントと深く結びつく形で，リフレクションをうながすコーチングを実践するためのヒントが隠されているのかもしれません。

PART **1**

新たな「活動」を生み出す航海術

第1章
「航海術」の理論的枠組みを構築する

集団の「活動」としての看護実践

　この章では，組織変革の特質とプロセスに関する考察を深め，「航海術」を考察する上での理論的枠組みを構築します。組織を変革するということは，組織を構成するメンバー1人ひとりの「行動」を変えることであると同時に，そのような個人の行動のまとまり，すなわち集団の「活動」を組織全体で方向づけていくことでもあります。そう考えてみれば，組織変革では，単に個人の「行動」を変えるだけでなく，メンバーの「行動」全体に影響を及ぼすための働きかけを行う必要があるはずです。

　個人に対する働きかけと，集団に対する働きかけの間には，どのような違いがあるのでしょうか？　この点を考えるために，まずは個人の「行動」を変えることから生まれる抵抗や反発と，集団の「活動」を変えることから生まれる抵抗や反発の間に，どのような違いがあるかについて検討します。これにより，組織変革の取り組みに対して，どのような抵抗や反発が生まれてくるのか，なぜそれらが生まれてくるのか，そしてこうした事態にどのように対応すればよいのかについての指針を得ることができるでしょう。

個人の「行動」を変えるには？

個人の「行動」を変えるということは，慣れ親しんだ仕事のやり方を変えることを意味します。しかしこれまでのやり方を大きく変えることに対しては，誰しも心理的な抵抗を感じるものです。身体になじんだ仕事のやり方を変えるということは，長い時間をかけて築き上げた，自分にとって最も楽で効率的なやり方を捨てることだからです。また，新しいやり方を一から覚える必要がある場合には，そこに「何もできない自分」になってしまう不安も加わってきます。

こうした心理的不安を和らげ，新たな行動を生み出すためには何が必要なのでしょうか。コルブによれば，経験を重ねることを通じて新たな行動を生み出すためには，自分の行動を振りかえり，そこから教訓を引き出し，これを新しい状況に適用する，つまり**経験学習**を深める必要があります[1]。

さらに，このサイクルを通じて行動に熟達するための条件として，エリクソンは「難しいが実現可能な取り組み（経験）」「取り組みの結果に対するフィードバック」「実践の中で誤りを正す機会」の3つの要素[1]を挙げています（図1-1）[2]。

このように，個人の行動を変えるためには，振りかえりやフィードバックを通じて主体的に新しい行動に踏み出す意識を育み，心理的抵抗感や不安を和らげることが大切です。とはいえ，こうした配慮のもとで組織変革を計画・実施すれば，メンバーの抵抗や反発がけっして起きないというわけではありません。このことは，**個人の「行動」を変えることと集団の「活動」を変えることとの間には，大きな違いが存在する**ことを示唆しています。

---

1 松尾睦：職場が生きる人が育つ「経験学習」入門．ダイヤモンド社，55-59，2011．
2 前掲書1），61．

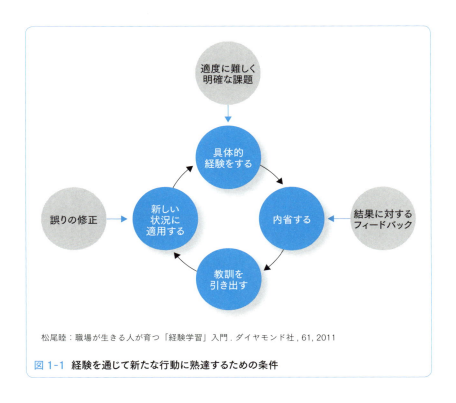

松尾睦：職場が生きる人が育つ「経験学習」入門．ダイヤモンド社, 61, 2011

図1-1 経験を通じて新たな行動に熟達するための条件

集団の「活動」としての看護実践

　フィンランドの教育学者，ユーリア・エンゲストロームによれば，組織は各メンバーの行動を単純に足し合わせたものではなく，それぞれの行動を有機的につなぎ合わせた，集団による「活動」というまとまりを形づくっています。集団の「活動」は，職場だけでなく，コミュニティや社会といった大きな枠組みの中でつくられるルールや価値観，他の仕事との間の役割分担が個人の意識に内在化され，1人ひとりの行動に反映されることで成

り立っています[3]。このため，集団の「活動」を変えるためには，個人の行動を変えるための働きかけだけでなく，集団の「活動」全体を変化させる働きかけも必要になってくるのです。

集団の「活動」というと，多くの人が同時に関わっているというイメージがあるため，1人の看護師が目の前の患者と向き合い，自己完結的に看護実践を行う姿は，集団の「活動」とは最もかけ離れているように思えるかも知れません。

しかし看護師―患者の二者関係で完結しているようにみえる看護実践ですら，集団の「活動」によって成り立っていると考えることができるのです。これを明らかにするために，仕事に使用する（モノや知識や仕組みなどの）**ツール**，**ルールや価値観**，そして**役割分担**といった，看護実践の背景にあるさまざまな要素から，1人ひとりの看護実践がどのように生み出されているのかについて考えてみましょう。

ツールに秘められた力

看護師が，特に意識することなく当たり前に日々の看護実践を行うことができるのは，さまざまな集団によってつくられたツールの助けがあるからです。ツールには，機器や器具といったモノだけでなく，学校で学ぶ知識や技術も含まれています。病院や病棟，チーム内での仕事の進め方や記録の取り方，報告の仕方といった仕組みや段取りなど，円滑に仕事を行うためのさまざまなツールも集団によって生み出されたものです。こうした助けなしには仕事を行うことができないという意味で，**看護実践は集団の「活動」という側面を持っている**のです。

さらに，看護実践に関する近年の現象学的研究によって，これらのツールが仕事の円滑な遂行を助けるだけでなく，仕事に携わるメンバーの意識

---

[3] ユーリア・エンゲストローム：拡張による学習―活動理論からのアプローチ．新曜社，79，1999．

のあり方に大きな影響を及ぼすことが明らかになっています。

　たとえば村上[4]に示されている，透析室に勤務した後に訪問看護ステーションに異動した看護師のエピソードには，「当たり前」に思える看護実践の意識そのものをつくり上げる力が仕事のツールに秘められていることが物語られています。

　病院の透析室に勤務していた看護師にとって，訪問看護という「医療のシステム内部から外縁部」へ移ることは，看護実践に対する見方が大きく変わるきっかけとなりました。それまでは「医療制度のほうが生活より大きな枠組み」であり，「器械中心のシステムの下で患者の身体管理をすること」が業務の中心だったのに対して，訪問看護を行うようになると「生活が全体で，医療は生活を成り立たせるための部分的な資源」へと変化したのです。

　この結果，訪問看護を行うようになってからの自分が，「他職種と当事者をまとめて調整」し，患者にとっての生活を成り立たせる「主体」として感じられる一方で，透析室で働いていた頃の自分が，透析室という「真の行為主体」に従属する「機構の歯車の1つ」に思えるようになったのです。

　このエピソードには，機器や器具，仕事の空間や仕事仲間との関係性など，さまざまな要素によって成り立つ仕事のツールが，そこで働く個人の意識のあり方そのものを形づくる可能性が示されています。こうした意味で，看護実践はけっして「自己完結」することなく，さまざまな集団や，集団によって生み出されるツールとの関係の上に成り立っているのです。

価値基準や役割分担がつくる「当たり前」の看護実践

　さらに，普段はことさら意識することのない看護師としての行動や，考

---

[4] 村上靖彦：摘便とお花見―看護の語りの現象学．医学書院，170-186，2013．

え方を支える価値基準，関連する職種間での役割分担も，さまざまな集団の「活動」を通じて生み出されます。そして，これらの要素が個人の意識に内在化されることによって日々の看護実践の土台がつくり上げられているのです。

「看護師とは誰なのか？」，つまり知識やスキルをどこでどのように学び，どのような資格を持ち，具体的に何を行うかといったルールや価値観は，医療政策を決定する政府や看護学校，病院や病棟といった集団によって生み出されています。同様に，医師，看護師，薬剤師，臨床検査技師，介護福祉士，医療ソーシャルワーカーなど，さまざまな職種との関係で決まる，「看護とは何をすることなのか？」という役割分担も，社会や集団によって生み出されたものだといえるのです。

西村[5]に描かれている，「看護師長の方針」がいつの間にか「病棟全体」の「習慣」として定着する過程には，看護師長の方針という価値観や役割分担が，病棟レベルの「活動」を担う個人の意識に知らずしらず内在化されるプロセスが鮮やかに描かれています。その病棟では，当初は看護師長が掲げた「病棟スタッフがスムーズに仕事ができること」という方針が，だんだんと特定の誰かが投げかけるものではなく，「病棟の雰囲気そのものに『合間，合間で［略］言われて』いるような感覚」として根づいていきました。さらには「投げかける」「言われる」ことだけではなく，「さまざまな働き方や状況」にうながされ，動かされることを通じて，組織の方針が「状況の変化や，その場が求めてくるもの」に応じる身のこなしとして習慣化され，「病棟の雰囲気」として定着していったのです。

このように，たとえ1人の看護師が目の前の患者と向き合う場面であっても，1人ひとりの看護師の意識にはさまざまな集団が生み出す考え方や行動パターンが内在化されており，それが個人の行動「として」現れてい

---

[5] 西村ユミ：看護師たちの現象学─協働実践の現場から．青土社，87-91，2014．

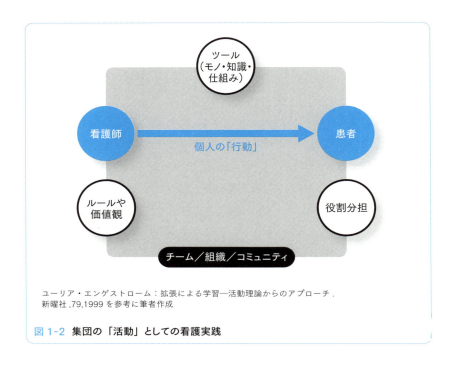

ユーリア・エンゲストローム：拡張による学習―活動理論からのアプローチ．
新曜社, 79, 1999 を参考に筆者作成

図 1-2 集団の「活動」としての看護実践

ると捉えることができます。つまり，**どれだけ自己完結的にみえたとしても，看護実践はつねに集団の「活動」の一部を成しているのです**。個人の行動「として」立ちあらわれる看護実践の背後には，モノ・知識・仕組みなどのツールや，ルールや価値観，役割分担といった社会的・文化的な力がつねに働いており，これらの力が個人の意識に内面化され，バランスが保たれることで，集団の「活動」が成り立っているのです（図 1-2）[3]。

新たな「活動」を生み出す条件とプロセス

訪問看護ステーションに異動した看護師のエピソードに示されているのは，透析室からの異動に伴う「活動」の変化が，単に仕事のツールだけで

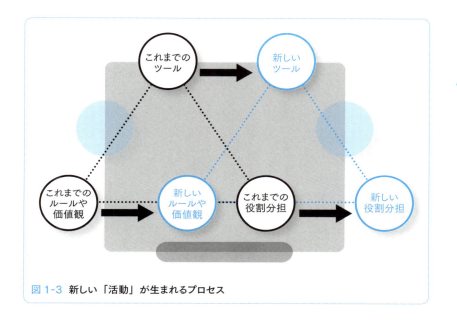

図 1-3 新しい「活動」が生まれるプロセス

なく，それぞれの場において，医療の目的や生活と医療とを変える関係性（ルールや価値観），そして看護師に求められる行動（役割分担）も変化させるということです。このことは，新しい「活動」が生まれるためには，単に目に見える個人の行動やツールが変わるだけでなく，個人の行動を背後で支えるルールや価値観，役割分担などの要素も併せて変化すると同時に，これらの**要素間のバランスがうまく保たれなくてはならない**ことを示しています（図 1-3）。

では，要素間のバランスが保たれない場合，集団の「活動」にはどのような影響が出ることになるのでしょうか？　たとえば診療報酬が改定され「やりたいこと」と「やるべきこと」との間に食い違いが生じ，現場が混乱するという状況を想像すれば分かる通り，「活動」の３つの要素間のバランスが崩れると，新しい「活動」がスムーズに生まれない，あるいは新たな「活動」に対する抵抗や反発が起きるという事態が生じるのです。

そう考えれば，ここで考察する組織変革の「航海術」の本質が明らかになってくるでしょう。単に個人の「行動」を変えるのではなく，**「活動」全体を変化させる**ということは，「活動」の3つの要素間のバランスがうまく保たれるように働きかけることです。新たな「活動」を生み出し，これを安定させるために「活動」の要素間のバランスを保つこと，それが組織変革の「航海術」にほかならないのです。

新たな「活動」への移行プロセスと抵抗・反発の意味

　エンゲストローム[6]によれば，「活動」が変化する過程でツール，ルールや価値観，役割分担のバランスが不安定になると，そこからさまざまな形の心理的葛藤が生まれ，最終的に「活動」に対する抵抗や反発が引き起こされることになります。

　こうした葛藤は，これまでのツールと新たなツールとの衝突から生まれる「個人や集団の中での恐れ，抵抗，ストレス，その他さまざまな心理的葛藤」として生じるだけでなく，「古いルールと新しい道具の間の闘争」という形をとった葛藤かもしれません。また，新しい考え方・行動を推進するグループと，これまでの役割分担を守ろうとするグループとの間の「新たなコミュニケーションの争い」としてあらわれてくることもあるでしょう（図1-4）。

　看護実践の背後にはさまざまな社会的・文化的な力が働いており，これらの力が個人の意識に内在化され，バランスを保つことで集団の「活動」が成り立っているということは，「活動」のバランスが不安定になると，個人の内面に葛藤が生み出されることを意味しています。しかしここで引き起こされるメンバーの抵抗や反発は，単なる個人の心理的葛藤ではなく，

---

[6] 前掲書3），349.

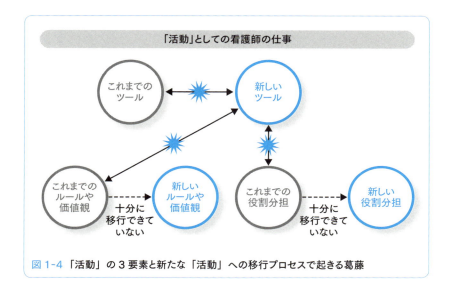

図 1-4 「活動」の 3 要素と新たな「活動」への移行プロセスで起きる葛藤

古い「活動」が新しい「活動」に移行する過程で,すでに存在する社会的・文化的枠組みと新たな取り組みとの間に生まれる軋轢によって生み出されるのです。

抵抗や反発を和らげ,「拡張による学習」をうながす

では,どうすれば「活動」の3要素間に適切なバランスを保つことができるのでしょうか？ 古い「活動」が新しい「活動」に移行するためには,まず集団のメンバー1人ひとりが自分自身の考え方や行動を振りかえり,そこにさまざまな社会的・文化的な力が働いていることを自覚する必要があります。そして,これまで「当たり前」のものとして自分自身に内在化されたルールや価値観,役割分担の意味や意義を捉え直し,必要に応じて変化させることによって,「活動」の3要素間に安定したバランスを生み出すことができるのです。

このように，メンバーの考え方や行動のまとまりである「活動」が拡張し，新たな「活動」へと質的に変化するプロセスで育まれる学びを，エンゲストロームは「**拡張による学習**」と呼んでいます[7]。「拡張による学習」は，集団のメンバーが同じ経験をしても，それをどのように意味づけるかは人によって異なったものになることから生まれてきます。従来の枠組み（ルールや価値観，役割分担）に沿って新たな取り組みの意味や意義がネガティブに受け止められた場合には，計画実施段階で抵抗や反発が生まれてくることでしょう。しかし**集団のメンバーの中には，組織変革の取り組みを積極的に意味づけ，そこから新たな教訓を引き出す人もいる**はずです。

　そうした新たな意味づけを見出すメンバーに注意を払い，メンバーどうしの対話をうながすことによって，抵抗や反発を感じているメンバーが自分自身の考え方や行動についての内省を深め，ポジティブな意味づけを共有する仲間が増えていくことになれば，新たな「活動」の諸要素間のバランスが安定的に保たれる，すなわち「拡張による学習」を生み出すことができるのです（図1-5）。

コミュニケーションの場を生み出し，有機的なつながりを保つ

　組織で課題に取り組むためには，各メンバーが自分自身の行動だけでなく，他のメンバーの行動も併せ考えながら行動する必要があります。そのためには1人ひとりが組織全体の視点を共有し，メンバーどうしで有機的なつながりを保ちながら，それぞれの課題と向き合うことが大切です。

　しかし，組織のメンバーが新たな取り組みに対する抵抗や反発を抱きながら行動している状況では，こうした視点と行動は生まれてきません。そうした状況を脱するためには，それぞれのメンバーが自分自身を振りかえり，どのような判断基準に基づき，どのように行動しているのかについて

---

[7] 前掲書3), 141.

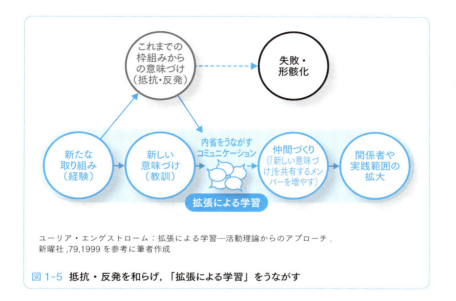

ユーリア・エンゲストローム：拡張による学習―活動理論からのアプローチ．新曜社,79,1999 を参考に筆者作成

図 1-5 抵抗・反発を和らげ，「拡張による学習」をうながす

の自覚をうながすためのコミュニケーションの場が必要です。これをきっかけに，自分が目の前の状況をどう捉え，どのように行動しているのか，そして現状を脱するためには何をすればよいのかに気づき，多くのメンバーの行動が変化すること，それが既存の「活動」を拡張し，新たな「活動」を生み出すためには必要なのです。

ただし，この章の冒頭で述べたように個人が経験から学び，新たな行動を生み出していくためには経験学習が必要でした。これと同様に，集団が新たな「活動」を生み出すためには，集団のレベルで経験学習を深めることが大切です。「拡張による学習」とは，新たな取り組みをネガティブに意味づけているメンバーが，他のメンバーとの間で内省をうながすコミュニケーションを行う過程でポジティブな意味づけ（教訓）に気づくことによって，新たな「活動」を成り立たせる要素間に安定的なバランスを生み出していくことだといえるでしょう。

ＰＮＳ導入のプロセスにみる「拡張による学習」

「拡張による学習」の視点に立てば，さまざまな組織変革の取り組みの中から共通の構造が浮かび上がってきます。ここからは，福井大学医学部附属病院でPNS®（パートナーシップ・ナーシング・システム）[8]導入に取り組んだ関係者の言葉[9]を手がかりにして，この取り組みにあらわれている「拡張による学習」のプロセスについて考えてみましょう。

現場の抵抗・反発と新たな意味づけ

2009年に福井大学医学部附属病院の消化器外科病棟で生まれたPNSは，2人の看護師が互いに補完し合い，協力し合いながら看護業務を行う看護提供方式です。この取り組みは，インシデントの発生をきっかけに，これまで1人で行っていた患者看護を，パートナーシップの理念を活かしたペア体制で行うという現場主導の看護提供方式として始まりました。

しかし，これまでの看護提供方式の「フルモデルチェンジ」ともいえる革新的なツールの導入にあたっては，これまでのルールや価値観との間に衝突が生まれ，現場の看護師長やベテランのスタッフから抵抗や反発の声が上がりました。

特に，これまで長く「1人で自己完結する看護提供方式」のもと，「厳しい指導の中で苦労して自身の看護を確立してきたという自負」を持つベテランのスタッフにとって，PNSという新たなツールの導入は自身のアイデンティティを脅かすものであり，これまで培われてきた考え方や行動の枠組みに照らせば，「若手を甘やかす教育手法」として意味づけられた

---

[8] PNSは国立大学法人福井大学の登録商標です。
[9] 橘幸子ほか：【座談会】新しい看護提供方式PNSを組織文化に──福井大学医学部附属病院の5年間の成果に学ぶ．看護管理，24(9)，836-843，2014．

のです。

　その一方で，この取り組みに積極的な意味を見出すスタッフもいました。新人にとっては，「業務が定時に終わるので，嬉しい」取り組みであり，勤務中にかかってくる保育園などの外部からの電話に対応できるようになったことから，育児中のスタッフの中には「ワーク・ライフ・バランス（WLB）的なメリットも［略］実感できる」仕組みとして捉える人もいたのです。

　また，単に 1 人の業務を 2 人で行えばよいと考えていた計画の推進者も，いざ導入に取り組んでみると，「2 人 1 組のペア体制に応じた『業務フロー』の見直し」「人員配置・勤務表の作成方法」「記録の取り方」など，多くの業務改善が必要になることが分かってきました。PNS を導入するということは，単にこれまでのやり方を変更するのではなく，新たな価値観に支えられるとともに，新たなルールや役割分担が必要になる，つまり新たな「活動」を生み出す必要があるという認識が芽生えてきたといえるでしょう。

内省の深まりと新たな認識・行動の誕生

　さらに，PNS という新たなツールの導入によって，当初想定していなかった状況・認識・行動の変化も生まれてきました。残業が減ること以上に，「いつもシーンとしていた消化器外科病棟が，ペア業務を実施することで会話が生まれて，明るい職場に変化」したり，カンファレンスなどの場で経験を事後的に振りかえるのではなく，「重症例が増加する急性期の現場で，目の前で起こっている現象をその場で評価する意義」が深く理解できたりと，新たに導入したツールによって，それまでには存在しなかったポジティブな変化が生まれてきたのです。

　ここで得られた気づきには，これまで当たり前のこととして深く意識してこなかった自分自身の考え方や行動パターンを変化させる力が備わって

います。たとえば黒川美幸看護師長の以下の言葉は，PNS導入を契機に仕事に取り組む上での意識が根本的に変化したことを物語っています。

> 以前は1人でケアを実施していましたので，アセスメントの結果をいちいち口に出す必要に迫られず，ベッドサイドでは自分の頭だけで処理をして，リーダーに報告する段階になって初めて言語化することがほとんどでしたが，ペアで働くようになってからは，思考をその場で言葉にして発するようになりました。

このような「言語化」は個人の内面で完結するものではなく，対話を通じてパートナーの行動にも影響を与え，新たな「活動」を生み出す大きなきっかけになります。このことをはっきりと示しているのが，高山裕喜枝看護師長の語りです。

> たとえば呼吸音を聴取して「何か変じゃない？」と言うと，相手が「これまでの経過はどうだろう」「この変化はすぐに医師に相談する必要がある」と応じる。
> 　このようにプロセスを一緒に判断することで，相互に知識を確認しながら，裏づけを持って看護行為を実施できるようになりました。

このようにPNS導入のプロセスは，「拡張による学習」を通じて新しい「活動」を生み出すための働きかけとして捉えることができます（図1-6）。心理的葛藤を乗り越え，組織メンバー全員がPNSをポジティブに意味づけることで，日々の実践の中でメンバーどうしが相互に学び合える環境をつくり，組織全体の意識と行動を方向づけていく，すなわち新たな「活動」を生み出すことができるのです。

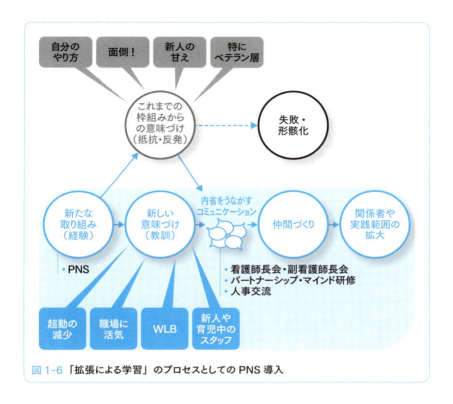

図 1-6 「拡張による学習」のプロセスとしての PNS 導入

内省をうながすコミュニケーションの役割

　新たな取り組みに対するポジティブな意味づけを組織全体に広げること，それは橘幸子看護部長が語る「共に働く人々が，組織や人に対する固定観念を捨て，新しいものに挑戦するという意識」であるパートナーシップ・マインドを醸成することにほかなりません。

　ここできわめて重要な役割を果たしているのが，「**内省をうながすコミュニケーション**」です。看護師長会や副看護師長会（主任会）で定期的に各病棟の取り組み報告を行うことにより，「他病棟の報告に刺激を受けながら看護部全体で PNS を熟成させていく好循環」が生まれたことは，「内省をうながすコミュニケーション」の場が病棟横断的につくられたことを

示しています。

　また，2012年から開始された全スタッフ対象の「パートナーシップ・マインド研修」には，「経験知の少ない看護師とペアを組んで感じたことや困ったことについてグループワークを行う」（3年目看護師対象），「事例をもとにロールプレイングとディスカッションを行う」（4年目以上の看護師対象）といった対話の場が設けられています。こうした場で，メンバーどうしの対話をうながす取り組みも，同様のコミュニケーション環境を病棟横断的につくり上げる試みとして捉えることができます。

　さらに，導入開始から1年ほど経っても目立った成果が出なかった病棟が行った人事交流の取り組みも，こうしたコミュニケーションを生み出すための働きかけだといえるでしょう。「当病棟から消化器外科病棟に学びに行くとともに，消化器外科病棟から当病棟にも来てもらい，現場でアドバイスをもらうというもので，平日の日勤帯だけですが，毎週2人ずつ病棟間でスタッフが交代する取り組みを4週間，頑張って」続け，スタッフの内省をうながすことによって，「うちの病棟では無理」というネガティブな受け止め方をポジティブなものに変え，具体的な実践に結びつけることに成功しているのです。

　このように福井大学医学部附属病院におけるPNSの導入は，単に新たなツールを導入し，行動を変えるためだけの取り組みではありません。このプロセスでは，メンバー間の対話や協働の中で内省をうながすコミュニケーションの場が生まれ，メンバーどうしの相互作用を通じて新たなルールや価値観，役割分担への理解が深まり，「活動」の3要素間のバランスが整えられることによって，「拡張による学習」が実現しているのです。

「拡張による学習」の実践形態と「航海術」を考えるさまざまな視点

　福井大学医学部附属病院でのPNS導入プロセスにおける病棟ごとの対

応をみると,「拡張による学習」というプロセスは共通しているものの,それぞれの病棟がどの段階で何をするかという具体的な行動のレベルでは大きく異なっています。

これは,イントロダクション（☞ p.2～3）で指摘したように,組織変革の取り組みが,混沌とした現実を整然とした理論的枠組みという「型」に合わせるのではなく,それぞれの職場の特性や状況に応じて柔軟な変更・修正を加え,メンバーへの働きかけを変えながら,**整然とした理論の枠組みを混沌とした現実の側に近づけていく試み**であることを示しています。

エンゲストロームは,「拡張的学習のサイクルにおいては,最初の単純なアイデアがより複雑な対象へ,新たな実践の形式へと移行する」と述べています。あたかも胚細胞が分裂を繰り返しながら,部位に応じて形や働きを変え,さまざまな器官へと分化していくように,同じ「拡張による学習」のサイクルを描く組織変革の取り組みであっても,取り組むテーマや看護施設の特質や状況,組織を構成するメンバーや関係者の違いに応じて,「組織的に豊かで多様な具体的表現をもつ」さまざまな実践形態が生み出されていくのです[10]。

「拡張による学習」が生み出される場の構造の違い

では,さまざまな組織変革の取り組みにおいて,「拡張による学習」が生まれる条件やプロセスの違いがどのようにして生まれてくるのでしょうか？ この点を考えるためには取り組みのテーマや施設の規模といった違いではなく,「拡張による学習」が生み出される場としての**「混沌とした現実」に,どのような構造的な違いがあるかという点に着目する必要がある**でしょう。

---

[10] 前掲書 3), 12.

取り組みの性格の違いと意味づけの共有範囲の違い

　この章で検討した福井大学医学部附属病院のPNS導入の取り組みは，これまでに存在しなかったツールを新たにつくり出し，導入するプロセスを示していますが，組織変革の多くはすでに開発・整備されたツールを導入し，組織に定着させるプロセスとして取り組まれているという違いがあります。また，PNS導入の事例は取り組みに対するポジティブな意味づけを共有するメンバーを看護部内で増やしていく取り組みです。このため，多職種間や地域間の連携をめざした組織変革においては，その範囲が看護組織や看護コミュニティの外部に拡大するという点が大きく異なってくるでしょう。

　このように，新たな取り組みの性格や意味づけを共有するメンバーの範囲といった視点から捉えてみると，以降の章で検討する4つの組織変革事例には，それぞれ他とは異なる構造的な違いが存在していることが分かります（表1-1）。従って，各事例で生み出される実践形態の違いを考察するためには，そうした構造的な違いに目を向ける必要があるのです。

航海術を考えるための理論的枠組みと視点

　エンゲストロームの「拡張による学習」理論が描き出そうとするのは，きわめて重層的かつ多面的，そして流動的で広範囲にわたる影響力を持った，集団による「活動」の全体像です。個人内部の認識と行動がどのような関係にあり，ツールの使用をきっかけにそれがどのように外部と結びつくのか。こうした個人どうしの関係が集団全体の認識と行動にどのような影響を及ぼすのか。さらにこのプロセスを通じて集団全体が使用するツールの性格にどのような変化が生まれ，最終的には集団や組織，社会がどう変わるのかといった，個人の内部から社会全体という幅広い範囲にまたがる「混沌とした現実」の全容です。

　このため，組織内での「拡張による学習」のプロセスを詳細に捉えるた

表 1-1　4つの組織変革事例の違いと検討のポイント

	新たな取り組みの性格		意味づけの共有範囲			検討のポイント
	ツールの創造	既存ツールの導入と定着	チーム/病棟内部	看護コミュニティ/組織内部	看護コミュニティ/外への拡大	
庄原赤十字病院「県民の森研修」	✓		✓			ツールの創造の条件とプロセス
虎の門病院「コンピテンシー・マネジメント」		✓	✓			チーム/組織内の意味づけの共有プロセス
慶應義塾大学病院「EBP」		✓	✓	✓		共有範囲拡大の条件とプロセス
荻窪病院「在宅療養移行支援」		✓	✓	✓	✓	共有範囲をさらに拡大するための条件とプロセス

めには，表 1-2 に示すようなさまざまな理論的枠組みを補完的に組み合わせて考える必要があります。状況に応じてさまざまに異なる局面の特質を見きわめ，組織のさまざまなレベルで行われるメンバーの変化をうながす働きかけの性格を，より細かく実際の状況に即して検討するためには，これらの理論的枠組みと視点を組み合わせて考察する必要があるのです。

表 1-2 組織変革の「航海術」を考えるための理論的枠組みと視点

理論的枠組み	概要	「航海術」を考える上での視点
エンゲストローム「拡張による学習」	さまざまな社会的・文化的影響を受ける集団の「活動」が，新たな姿に生まれ変わるプロセスで生じる学習についての考察	個人の「行動」を変えるだけではなく集団全体の「行動」を変え，新たな「活動」を生み出すための条件とプロセスとは？
ヴィゴツキー「最近接発達領域」	他者との関係の中で行動することによってできる（分かる）ようになるまでの意識・行動プロセスの探求	新たなツールを一から生み出すための条件とプロセスは何か？
レイヴ＆ウェンガー「状況に埋め込まれた学習」	職場というさまざまな社会的「状況」がどのように学習の促進・阻害要因として働いているのかに関する論考	仕事への取り組みやメンバーどうしの関係が，どのように学習環境として機能しているのか？
エンゲストローム「ノットワーキング」と「越境学習」	異なる集団の「活動」をゆるやかに結びつけ，固定的な制度や組織では対応できない環境変化に柔軟かつ機動的に適応するための条件とプロセスについての論考	他部門や外部組織と連携した取り組みを成功に導くためには何が必要なのか？
センゲ「学習する組織」	個人，チーム，組織が継続的に変化を生み出し，助け合い，学び合い，ともに成長し続けられる組織の特徴に関する考察	異なる「活動」が「1つの集合体」として動き，新たな「活動」を生み出し続けるための条件とプロセスとは？

　以降の章では，ここに挙げたさまざまな視点を交えながら，4施設における組織変革の取り組み事例を考察します。表 1-1 と表 1-2 に挙げた内容を参照しながら読み進めてください。

　それでは，胚細胞が分裂を繰り返しながらさまざまな形態に変化するように，「拡張による学習」をめざした組織変革の取り組みが，それぞれの職場の状況や特質に応じて，どのように「組織的に豊かで多様な具体的表現」を生み出していくのか，その条件とプロセスを明らかにしていきましょう。

新たなツールを生み出す

庄原赤十字病院における「県民の森研修」の導入

　この章では，前章で考察した組織変革の理論的枠組みに沿って，庄原赤十字病院が取り組んだ組織変革の特質とプロセスについて考えていきます。

　組織変革は，「拡張による学習」を通じて新たな「活動」を生み出す試みです。しかしイントロダクション（☞p.2～3）で指摘したように，新たな制度や仕組みを組織に根づかせるためには，すでに決まった「型」に合わせるのではなく，組織や組織の状況や特質に応じて柔軟に計画の変更や修正を行い，実態に沿ったさまざまな実践形態を生み出す必要があります。「県民の森研修」と呼ばれる庄原赤十字病院の看護リフレクション研修は，新人看護職員，プリセプター，教育担当者を対象にした組織変革の先駆的取り組みの1つです。この研修の導入と定着を通した組織変革の取り組みを検討することによって，**まだ見ぬ新たなツールを探し求める過程で新たな「活動」が生み出されるための条件とプロセス**について検討します（図2-1）。

　ここで明らかになることの1つは，たとえ結果的に一定の「型」を定着させる試みのように見える場合でも，先駆的な取り組みにおいては，まだ見ぬ「型」を探し求める試行錯誤の積み重ねが必要になる局面があることです。そうした経験をくぐり抜けることによって，まだ見ぬさらに大きな「型」を探し求める力，すなわち新たなツールを生み出すための潜在力を高めることができるのです。

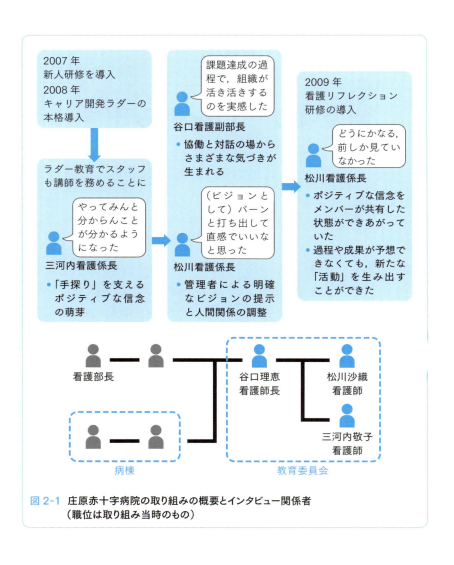

図 2-1 庄原赤十字病院の取り組みの概要とインタビュー関係者
（職位は取り組み当時のもの）

「育み，育まれる」
看護リフレクション研修の導入

広島県北部の庄原赤十字病院（表 2-1）では，毎年 4 月から翌年 1 月

表 2-1　庄原赤十字病院の概要

病床数	301 床（一般 258 床，療養・感染 43 床）
診療科	18 科
平均外来患者数	581 名（2017 年 4 月現在）
平均入院患者数	267 名（2017 年 4 月現在）
平均在院日数	18 日（2016 年 4 月現在）
看護単位	10 単位
看護師配置	10 対 1
勤務体制	変則 2 交代制
職員数	422 名（看護職員数 217 名）
看護職員採用数	20 人（2017 年度）

までの 10 か月間にわたる新人看護職員研修（以下，新人研修）を 2007 年度から実施しています。4 月から 6 月までの 3 か月間は，「臨床看護実践」「マネジメント」「看護研究」といったテーマで週 1 〜 2 回，7 月から翌年 1 月までは月 1 回の頻度で集合研修が行われています。

そして，2009 年から毎年度が始まる前に「プリセプターと教育担当者が，その役割を理解し，新人の支援を行う」ことを目的に，プリセプター・教育担当者のための看護リフレクション研修が始まりました。その狙いは「プリセプターと教育担当者とで，自分の職場の新人育成に関する強み・弱みを抽出し，新人の育成に強みをどのように活かしつつ，弱みをどうカバーするかを検討し，具体的な対策を立てる」ことです。

研修会場は，島根県に接する比婆道後帝釈国定公園内の宿泊設備を備えたレクリエーション施設，「ひろしま県民の森」です。参加者が業務から完全に離れ，文字通り寝食をともにしながら日々の看護を振りかえり，チームの結束を高めるための 1 泊 2 日の研修（2014 年度以降は 1 日研修として開催）は，院内で「県民の森研修」と呼ばれています。

この研修が生まれた背景には，新人研修制度導入時の反省がありました。2007 年度に新人研修を導入した際には教育担当者を置いておらず，「新人はプリセプターに任せる」という雰囲気になりがちだったため，翌年度から新人・プリセプターのペアに対し 1 名の教育担当者を専任し，

表 2-2 庄原赤十字病院の新人研修制度の 1 年間の流れ

	プリセプター・教育担当者	新人
2〜3月	「県民の森研修」（1泊2日または終日） ● リフレクション研修（看護実践の振りかえりと新人研修に向けたビジョン形成）	
4〜6月		集合研修（週1〜2回） ● 臨床看護実践 ● マネジメント ● 看護研究
7〜10月		集合研修（月1回） ● 臨床看護実践 ● マネジメント ● 看護研究
11月	「卒業式」（1泊2日） ● リフレクション研修（研修期間の振りかえりと今後に向けたビジョン形成）	
12〜1月		集合研修（月1回） ● 研修期間のリフレクション ● まとめ

中藤好美：看護師全員参加の指導・支援体制づくり―新人と先輩が「育み, 育まれる」関係. 看護 63（11）, 48-49, 2011 を参考に筆者作成

チーム全体で新人を育てることをめざしてこの研修が開催されるようになったのです[1]。

　毎年4月から10か月間にわたって行われる新人研修期間の終盤（11〜12月）には，プリセプターと教育担当者に加え，新人も「県民の森」に集い，それぞれの立場から研修期間の学びを振りかえり，今後の看護実践・看護管理にどのように活かしていくかを考える「卒業式」も実施されており，筆者は2011年後半からワークショップ・ファシリテーションを担当しています（表 2-2）。

---

[1] 中藤好美：看護全員参加の指導・支援づくり：新人と先輩が「育み, 育まれる」関係. 看護, 63（11）, 50, 2011.

組織変革の取り組みとしての「県民の森研修」

「県民の森研修」の取り組みは，人材育成をめざした新たな研修プログラムというツールの導入と定着を通じて新たな「活動」を生み出す試みとして捉えることができます。この研修では，「かつては『育成する立場』だと思っていた先輩も，新人に関わることにより育成されている」ことに気づき（新たなルールや価値観），「職員が互いを大切にしながら一緒に成長していこうとする姿勢」（新たな役割分担）が形づくられているからです。

さらに，この研修の実施をきっかけに，人材育成と「看護において患者や家族を尊重し，寄り添い，自分らしく生きるための支援をすること」とのつながりが明確になり，「看護師の育成が看護サービスの向上につながる」好循環が生まれています。「県民の森研修」という**新たなツールの導入を契機に，新たな**ルールや価値観，役割分担が生まれ，これらの要素がバランスを保つことによって，新しい「活動」が生み出されているのです[2]。

「育み，育まれる」を人材育成の理念に掲げる庄原赤十字病院の「県民の森研修」は，リフレクション，語り，対話といった視点から，「育てる側をどう育てるか」「新人研修をきっかけに組織をどう変えるか」といった課題に挑み，新たな「活動」を生み出すことに成功した革新的な取り組みだといえるでしょう。

"やってみないと分からない"
「県民の森研修」から新たな「活動」が生まれる条件

「県民の森研修」導入に至る経緯に示されているように，この取り組みは単独で生み出されたものではなく，それまでのさまざまな試みの延長線上につくり上げられています。その一方で，それまでの継続教育・新人教育の体制整備の試みと「県民の森研修」導入の取り組みとの間には，新たな

---

[2] 前掲書1），47．

「活動」の生成という観点からみて大きな違いが存在しています。

　それまでの教育体制整備の取り組みは既存ツールの導入・定着という構造を持っていました。しかし，「県民の森研修」の導入は，それまで存在しなかった新たなツールを一からつくり出すものだったのです。

新たなツールの創造に伴う困難とは？

　では，まったく新たなツールを創造する過程に，どのような困難が待ち受けていたのでしょうか？　そうした事態を切り抜けるためには，何が必要で，最終的に取り組みはどのようなプロセスを辿ったのでしょうか？

　庄原赤十字病院では，2005年ごろから継続教育・新人教育の新たな仕組みづくりに取り組んでいます。2006年から日本赤十字社の「キャリア開発ラダー」に準拠した看護師教育を開始し，2008年には「ラダー」を本格的に導入し，これに沿った教育体制の整備を行っています。さらに，2008年，2009年には厚生労働省「新人看護師・新人助産師臨床実践能力向上推進事業」モデル実施病院に選定され，さらなる継続教育・新人教育の体制づくりを推進しています[3]。

　人材育成をめざした組織的な取り組みに関する一般的な認識の推移をみると，2000年ごろを境に大きく変化しており，日本赤十字社の「キャリア開発ラダー」（2004年）だけでなく，日本看護協会「継続教育の基準」（初版，2000年）や厚生労働省「新たな看護のあり方に関する検討会報告書」（2003年）など，さまざまな組織・団体が看護師の臨床実践能力向上に向けて，継続教育・新人教育の組織的取り組みの促進をめざした提言や報告書，ガイドラインを公表しています。

---

[3] 谷口理恵，中藤好美：育み育まれる教育システムの導入〜眠っている宝の発掘．（日本赤十字社事業局看護部編：看護実践能力のためのキャリア開発ラダー導入の実際．日本看護協会出版会，103-106，2008．）

第1章（☞ p.20〜24）で指摘したように，庄原赤十字病院のこうした動きに示されているのは，日々の看護実践がさまざまな集団の「活動」との深い関連の上に成り立っていることです。この病院における継続教育・新人教育の体制づくりは日本看護協会，厚生労働省，日本赤十字社といった，さまざまな「集団」の活動によって生み出された考え方を反映していることから，この病院で育成された看護師の実践には，看護師の人材育成をめぐる社会全体の捉え方の変遷という**社会的・文化的な力が内在化**されていると考えられるのです。

ラダーの導入を振りかえる

　「キャリア開発ラダー」導入を決めたきっかけについて語る谷口理恵看護副部長の言葉には，こうしたさまざまな集団の「活動」によって生み出されたルールや価値観，役割分担が内在化されるプロセスがはっきりと示されています。

> 　ラダーを最初導入するときも，教育についてすごく悩んでいて，どうやったら，教育がもっと系統立てて行えるんだろうと思っていたところに，たまたま（赤十字本社での「キャリア開発ラダー」に関する説明を）聞きに行こうって言われて，行ってみたら，「ここにあるじゃない！」と。

　同様のプロセスは，計画の推進者である管理者だけでなく，導入に取り組むメンバーの認識においても生じていました。

> 　（新人看護職員研修が）努力義務化になる前に，2年間にわたる新人教育のモデル事業っていうのがあって応募したんですよ。それで通ったんですよ。全国から39施設しか選ばれない事業に。

> そこで 2 年間，努力義務化になる前のプレテストのような形（新人看護師・新人助産師臨床実践能力向上推進事業）で採用していただいて。それがみんなのすごいモチベーションになったんですよ。

「県民の森研修」の導入を振りかえる

しかしラダー導入という新たな取り組みの意味や意義がメンバーに浸透するプロセスを語る言葉と，「県民の森研修」に取り組む前に漠然と思い描いていたイメージを語る言葉との間には大きな隔たりが存在します。

> 「県民の森研修」の導入は，（結果的に）どうなるか分からないって思ってました。成功はするだろうなとは思ってましたけど，どういうものがつくり上げられるかというのは，やってみないと分からないなと思っていたんですよね。

プリセプターと教育担当者がじっくりと自分を振りかえり，互いに想いを語り合う場を設けることが，新人研修の中身に大きな変化を生み出すはずだという強い信念はありながらも，これをルールや価値観，役割分担といった明確な形に置き換えて伝えることができない状態は，この新たな取り組みの意味や意義をメンバーに受け入れてもらうにあたって大きな障害となります。

こうした困難に加えて，「県民の森研修」の導入当初は，10 名弱（現在では 20 名前後）の新人，新人とペアを組むプリセプター，教育担当者，さらに教育委員会のメンバーを含めると 30 名強（現在では 50 名強）の看護職員が現場を離れることになりました。このため現場の調整に大きな負担がかかることになり，「私らはこんなにつらい想いをしているのに，（この研修に）何の意味があるのか？」という声が上がります。

しかしこうした声に対して，取り組みの意味や意義をしっかりと伝える言葉はすぐには見つからなかったようです。

> 何の意味があるかって言われても，すぐには成果は出せないんですよ。行ってよかったというのはあるけれども，じゃあそれが新人さんの……何点が何点になるとか，そういうことじゃないですよね。これから何かに役立てていくための会なので。いまその人たちに言っても，まあ理解してもらえないというか。

こうした状況の意味を，新たな「活動」を生み出す条件という視点から捉えると，ラダー導入などのそれまでの取り組みが，新たなルールや価値観，役割分担を「どのように」メンバーの認識に定着させるかをめざしていたのに対して，「県民の森研修」の導入は，そもそも新たな取り組みを支える要素とは「何なのか」を探り出す試みだったといえるでしょう。

新たな取り組みを支える要素が不明確であるだけでなく，数多くのスタッフが職場を離れることで現場に大きな負担がかかるため，この取り組みに対するポジティブな意味づけを共有し，抵抗や反発を和らげることはきわめて困難になることが予想されます。こうした状況の中で，どのようにして新しい「活動」を生み出すことができたのでしょうか？

"どうにかなるわ"
「手探り」を支えるポジティブな信念

第1回目の「県民の森研修」準備スタッフの1人である松川沙織看護師（インタビュー時は看護係長）は，この研修の準備段階の様子を以下のように語っています。

> 初回だったので，宿泊研修に関してはこれといった決まりも前例も

> なかったので，みんなが「研修の意図すること」を感じたり，つかむためにどんなことをしたらいいかと考えてやっとったんですけど。
> すごい必死で企画して，考えて，みんなでディスカッションしてやったというよりは，何となく「こういうことやったらいいんじゃないかね」という，本当にすごい大雑把な感じで。

　驚くことに，大きな抵抗や反発が予想される状況であるにもかかわらず，この研修を企画するスタッフはそうした懸念をまったく抱いていませんでした。さらに，決まりや前例がなく，準拠すべき枠組みが存在しないことに戸惑う様子もなく，「何となく」「いいんじゃないかね」という，きわめて漠然とした感覚で全体的な方向性を決めていたのです。
　もちろん，この発言だけをみると，「やりましょう！」という看護師長の提案に忠実に従っただけで，それほど深く考えていなかったと理由づけることもできるでしょう。しかしこの研修を宿泊型で実施すること（それはきわめて大きな決定だったはずです）に決まったいきさつを語る言葉には，しっかりと取り組みの意味や意義を見据えるまなざしを感じとることができます。

> 「面白いかもね」ではないですけど，やっぱり1泊2日を過ごせたら，たぶん新人さんも，教える側として参加する方も，研修っていう「型」にとらわれずに，まあ違った意味でリラックスできていいのかなかって。

　このように，新たに取り組む研修の意味や意義（「型」にとらわれない，リラックスした場に臨むことで，教える側・教えられる側の双方に気づきが生まれるはずだ）をしっかりと認識しながらも，研修を準備するスタッフは大きな困難を感じることなく，むしろ自由闊達に枠組みを考えること

ができたのはなぜなのでしょうか？

　インタビューを続けるうちに明らかになったのは,「どうにかなる」という意識，あるいは「前しか見ない」という姿勢をメンバーが共有していたということでした。

> 　ぶっつけ本番ではないですけど（略）まあ「どうにかなるわ」ではないですけど（笑）。
> 　宿泊研修に対して，みんなから「しんどかった」とか，「重かった」とか，（批判が上がる）可能性もあったと思うんですけど，そういうマイナスの反響というか，みんなからの声とかを考えてなかったんですよ。ある意味，ホント，前しか見ていなかったというか。

　ここに描かれているのは，とにかくまずやってみれば，後からよかったと思える何らかの成果が生まれてくるはずだというポジティブな信念です。「県民の森研修」の準備段階で，こうした認識をメンバーが共有できていたという事実は，**この研修を実施する契機となったラダー導入の過程で，すでにそうした信念が芽生えていた**ことを示しているのではないでしょうか。

"やってみんと分からんということが分かる" ポジティブな信念が生まれる背景

　では，ラダー導入のどのような状況において，「どうにかなる」「前しか見ない」という認識が生まれてきたのでしょうか？　そのヒントを与えてくれたのは，後に「県民の森研修」の中核的なスタッフとして活躍する三河内敬子看護係長でした。ラダー導入を経験して「よかったな」と思えることは何かと尋ねたとき，間髪を入れずに返ってきたのは，「やってみんと分からんということが分かるようになった」という言葉だったの

です。

　庄原赤十字病院におけるラダー導入では，先に述べたように「ラダー」という新しいルールや価値観，役割分担を「どのように」定着させるかに力点が置かれていました。しかしその経緯を詳しく聞いていくと，そこには**ルールや価値観，役割分担とは「何なのか」を模索するプロセス**も埋め込まれていたのです。

　庄原赤十字病院は，広島市内から車で１時間以上かかる場所に立地しており，これに台風や降雪といった自然環境の影響も加わって，教育体制を整備するにあたって外部講師を招聘することがきわめて困難でした。こうした事情を背景に，庄原赤十字病院ではスタッフ自らが講師を務める形で院内の教育プログラムを整えることを決断します[2]。

　もちろんそれは容易なことではありませんでした。勉強会では，認定看護管理者研修ファーストレベルなどの外部研修への参加経験がまったくないスタッフも講師を務めることになったからです。その結果，そもそも研修とはどのようなものかについての「型」をまったく知らないスタッフも，自分なりに勉強して講師を務める（務めざるを得ない）という状況が生まれたのです。

　三河内看護係長はそのときの様子を次のように語っています。

> 何人かのグループをつくって，「こういう感じですかねえ？」みたいな感じ（笑）で研修を企画して実践してみる，みたいな。（略）もう手探りも手探り。本からの知識ぐらいしかないですからね。それを実践で「こんな感じかな」という感覚と合わせて講義する，という。（略）「今，言ってること合ってますか？」とか言いながら。そんなこと思っていたのは私だけかもしれんですけど（笑）。

　それはまさに，教育体制という新たなツールを導入するにあたって，こ

れを支えるルールや価値観，メンバーそれぞれの役割分担がどういうものなのかを，研修を受講した経験のないスタッフが，実際に講師をやりながら手探りで見つけ出す経験でした。

しかしこうして積み重ねた経験を後から振りかえってみると，「人に話すとか，講義をするとか，そのためにはどういうことが必要だとか，こういう講義だったら人は寝るとか（笑）」が分かるようになるとともに，他のメンバーの講義を「どういうふうにやるのかなっていう視点で見る」ことができるようになっていきました。

さらに「病棟運営というか，多くの人のまとまりを動かしていったり，うまく人の意見をまとめていくとかいうことにすごく役立つ」ことまでもがだんだんと理解できるようになりました。このようなプロセスをくぐり抜ける過程で，「やってみんと分からんということが分かるようになった」というポジティブな信念が生まれてきたのです。

"1人ひとりが輝き，組織が活き活きする"
チームに秘められた力が現実の強みに変わる

この経験は，単にメンバーの1人ひとりが学びを深めるだけでなく，チームに秘められた力が現実の強みに変わる過程でもありました。ここから生まれたポジティブな成果について，谷口看護副部長は以下のように語っています。

> 研修の企画に加わった看護師は必ず自分の引き出しに"お宝"を持っている。勤勉家の看護師の性分であろうか，必ず自分の興味関心を持つ分野の勉強をしているのである。よく見ると周りは宝の宝庫だった。（略）とまどいながら小委員会に加わってくれたメンバーの個々の可能性は無限であった。小委員会のメンバーの課題が達成される過程では，1人ひとりが輝き，組織が活き活きするのだということ

を実感した[4]。

　教育プログラムを企画・運営するチームにとって，この経験は新たな取り組みを支えるルールや価値観，役割分担とは「何なのか」を模索するプロセスであり，その過程で**自分自身の学びを深め，それまでには気づかなかったチームや組織の強みを見出していた**のです。
　「県民の森研修」を準備したチームは，ラダー導入の取り組みにおいて，当初の混乱や対立を乗り越えた先に，それまでは想像もしなかった大きな成果が生まれるという経験をしていたのです。こうした経験を通して，これから生まれる（はずの）成果を先取りして実感できる認識，すなわち「どうにかなる」「前しか見ない」というポジティブな信念が生まれてきたのです。

協働と対話を通じた学びと成長
ヴィゴツキーの「最近接発達領域」

　では，「やってみんと分からんことが分かる」過程において，メンバーの意識と行動にどのような変化が起きるのでしょうか？　そしてこの変化はどのようにして生み出されるのでしょうか？
　人が学び，成長するということは，それまでにできなかったことができるようになるということです。そして何かに取り組んではじめて分かるということは，取り組みの意味や意義を知識として事前に取り込むのではなく，取り組みのプロセス自体が学びや成長の機会を生み出しているということを意味しています。
　そのような機会を生み出すメカニズムを考えるにあたって，ロシアの心理学者，レフ・ヴィゴツキーの「**最近接発達領域**」という考え方が大きな

---

[4] 前掲書3），47．

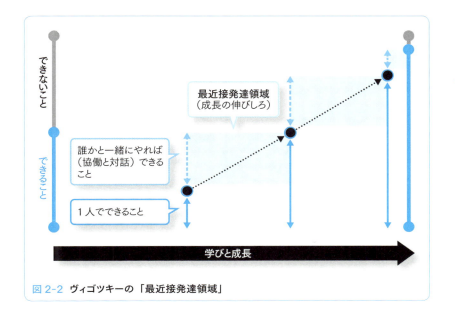

図 2-2 ヴィゴツキーの「最近接発達領域」

ヒントを与えてくれます（図 2-2）。最近接発達領域とは，まだ 1 人ではできないが，（親や教師などの高い能力を持つ）誰かと一緒にやればできること，すなわち学びと成長を通じて，これから発達する可能性の高い「成長の伸びしろ」を意味しています[5]。

この考え方の特色は，学びと成長は個人の内面で完結するものではなく，具体的な状況で他者と関わり合うプロセス（協働と対話）の中から生まれると考える点にあります。誰かと一緒に試行錯誤を繰り返し，意味を手探りしながら得た学びが，どのように自分自身の意識と行動に内在化されるかに目を向けるのです。

このプロセスを，たとえば小さな子どもが「りんご」という言葉の意味を知り，声に出して誰かに伝えることを学ぶまでの状況に即して考えてみ

---

[5] 田島充士：発達の最近接領域とことばの理解．（茂呂雄二，田島充士，城間祥子編：社会と文化の心理学　ヴィゴツキーに学ぶ．世界思想社，74-90, 2011.）

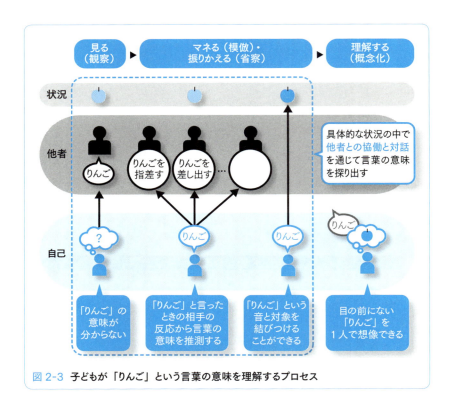

図 2-3　子どもが「りんご」という言葉の意味を理解するプロセス

ましょう（図 2-3）。学校で言葉の意味を「勉強」することに慣れた私たちは，ここで起きるプロセスを，まずは「りんご」という言葉の意味を理解した後に，それを声に出して誰かに伝えると考えがちです。

　しかしヴィゴツキーは，まだ言葉の使い方に慣れていない子どもが「自然に」言葉の意味を学ぶプロセスでは，その順序が逆になると主張します。まず子どもは「りんご」という音を覚え，その意味を理解しないまま，たとえば目の前の母親に「りんご」という音を発します。そして母親がどう反応するか（近くに置かれたりんごを指差す，手に取って子どもに差し出す，など）を見ながら，自分が発した音の意味を推測し，やがては理解するようになるというのです。

つまり，誰かと一緒にはじめてのことに取り組むプロセスでは，具体的な状況における他者との協働と対話の中で，自分自身の行動の意味を後から理解することになるのです。

　もちろん一度のやり取りで意味を完全に理解できるとは限りません（たとえば「りんご」という言葉が，「何かを手に取って差し出す」を意味すると思うかもしれません）。こうしたやり取りを何度も繰り返し，「こうかもしれない」「ああかもしれない」という，さまざまな推測を積み重ねることによって，目の前に「りんご」がなくても，「りんご」という概念を自分の内面に想起することが可能になるわけです。

　このように，最近接発達領域とは，これまでの学びと成長（1人でできること）を土台にして，誰かと何かに取り組み，対話と振りかえりを積み重ねた後で実現する「成長の伸びしろ」であり，学びや成長の機会が取り組みのプロセスそのものの中に生み出されることを意味しているのです。

"何気ないこと"に"すごい感動する"
新たな取り組みの意味や意義を「手探り」するプロセス

　子どもが「りんご」という言葉の意味を学ぶプロセスは，職場の学びを考えるモデルとしては単純すぎると思われるかもしれません。しかし表2-3に示しているように，学校の学びと職場の学びの違いを比べてみると，職場における学びや成長の多くは，このモデルに描かれているように**他者と関わり合い，状況や相手の行動の変化に対応しながら観察・模倣・省察を積み重ねることから生まれてくる**ことが分かります。

意味や意義を「内在化する」プロセス

　このモデルを新たな集団の「活動」が生まれてくるプロセス，すなわち新たな取り組み（ツール）の意味や意義を組織メンバーが意識に内在化するプロセスに重ね合わせることも可能です。

表2-3 学校の学びと職場の学び

	学校の学び	職場の学び
関係者の アイデンティティ	「教える」側と「学ぶ」側で異なるアイデンティティ	「ともに仕事する」仲間という同じアイデンティティ
教授・学習の形態	指導者が教え，学習者が学ぶ	観察・模倣・省察を通じた，ともに作業しながらの教授・学習
学びの対象と 実社会の関係	技能や知識が実社会から切り離されている	技能や知識は現実の課題達成を目的としている
失敗（学んでいないこと）の意味	「本人の問題」だと捉えられる	同僚，顧客，取引先などの他者に直接害を与えるものとして捉えられる
問題解決の性質	解決に必要な情報資源が問題文中に用意されている	他者とのやり取りを通じて，自ら収集し，解決する必要がある
学びの柔軟性	多様性や変化はあまり求められていない	流動的に変化する環境に合わせて，学んだ内容を柔軟に調整することが求められる

香川秀太著，茂呂雄二，田島充士，城間祥子編：社会と文化の心理学　ヴィゴツキーに学ぶ―「越境の時空間」としての学校教育．世界思想社，117-118，2011をもとに筆者作成

　たとえば子どもが「りんごを取って」「りんごを食べたい」という文章を考え，声に出して相手に伝えられるようになる過程を，言葉というツールの使い方を学ぶプロセスとして捉えてみましょう。そこで起きることは，このツールを何のために，どのように使用し（ルールや価値観），その結果，どのような状況が生まれるのか（自分が手に取ってにおいをかぐ，自分が食べる，といった意味での役割分担）を，他者との協働と対話を通じて学んでいくことなのです。

ラダー導入における学びのプロセス

　こうした視点から，キャリア開発ラダー導入時に研修講師を務めた経験について語る三河内看護係長の言葉（☞p.50〜51）を振りかえると，そこには最近接発達領域の学びと成長が生まれていることが分かるでしょう。

「本からの知識」や，実践での「こんな感じかな」という感覚はありながらも，いざ研修を行うにあたって「これ合ってますか？」「本当でしょうか？」という不安を抱いていた状態は，意味を知らずに「りんご」という音を発している子どものような状況です。

しかし，仲間内で「こういう感じですかねえ？」と語り合い，実際に講師役を務め，受講生からの反応が返ってくるという経験を重ねることで，あたかも母親の反応から「りんご」の意味の推測を繰り返していくように，講義には何が必要なのか，「こういう講義だったら人は寝る」のだということがだんだんと理解できるようになっていきました。

そして，目の前には存在しない「りんご」を心の中で想像するように，研修講師としてやるべきことを概念的に理解し，「病棟運営」や「多くの人のまとまりを動かし」「意見をまとめていく」ことにまで応用できるようになったのです。

「県民の森研修」における学びのプロセス

同様のプロセスで職場の学びが深まっていく様子は，第1回「県民の森研修」の成果を語る松川看護係長の言葉にもあらわれています。

> 自分が置かれている環境とか，その仲間のありがたさとかは，もちろん分かってはいるんですけど，なかなか普段はそれをじっくり語る機会もなかったので，やっぱりそういう場を設けてもらって，感謝の気持ちを持つとか，みんなの想いを知るとか，そういう，まあ何気ないことなんですけど，それにすごい感動するというか（略）。
>
> きれいなものを見てきれいだと思ったり，おいしいものを食べておいしいと思ったりとか，そういう当たり前の，普段と何ら変わらないことなんですけど，やっぱり場所を変えることで，そういうすばらしいことに改めて気づいて。

ここには最近接発達領域の学びが実現する2つのプロセスが示されています。まず，与えられた職場環境や仲間の大切さについて，この研修の参加者はふだん何気なく口にしたり，当たり前のこととして分かったつもりになっていたが，「県民の森研修」という他者との協働と対話の場（「みんなと話をしたり，看護を語り合ったり」）への参加をきっかけに，そうしたことの本当の意味をしっかりと理解するプロセスが生まれていたということです。

　さらに，松川看護係長のような研修の準備メンバーにとっても，計画段階で「研修ではこんなことが起きるだろう」と想像していたことが本当は何を意味していたのかを，研修実施の後になって気づくというプロセスもつくり上げられています。「県民の森研修」という新たなツールのルールや価値観，役割分担について，分かったつもりではいたものの，実際に協働と対話の場に臨むことで，それが本当はどういうことなのかを「すごい感動」とともに後から理解できるようになったのです。

「何なのか」を模索するプロセスと最近接発達領域の学び

　こうした協働と対話から生まれる気づきは，メンバーのその後の行動を大きく変える力を持っています。参加メンバーは，ここで得た気づきをこれから関わる新人看護職員との間でつくり上げる関係性に反映することができるでしょうし，準備メンバーは，この研修で学んだことを抽象化・概念化し，研修をはじめとするこれからのさまざまな取り組みに活かしていくことができるでしょう。

　このように，ラダー導入や「県民の森研修」といった庄原赤十字病院の取り組みは，他者との協働や対話を通じて新たな取り組みの意味や意義が「何なのか」を模索し，その過程でメンバーどうしが結びつきを強め，1人ひとりができることの領域を広げることにつながっています。このプロセスは，新たなツールを支えるルールや価値観，役割分担とは「何なのか」

についての推測を積み重ね，メンバーの意識に内在化する過程として機能することによって，**最近接発達領域の学びと成長を実現している**のです。

　従って，「やってみんと分からんことが分かる」という言葉には，まだ見ぬ最近接発達領域の学びへの期待が込められています。誰かと一緒に新たなことに取り組むプロセスには不安もあります。しかし自分自身の行動の新たな意味を，そこに生まれる他者との協働と対話の中で見出し，学びを深め，ともに成長することへの期待が，この言葉に象徴されるポジティブな信念を生み出しているのです。

「定着させる」ことで「成長の伸びしろ」を実現する

　さらに，学びと成長に関するこのような捉え方は，取り組みの意味や意義を「定着させる」プロセスに関しても新たな視点を与えてくれます。庄原赤十字病院がキャリア開発ラダーという新たなツールを導入した際には，すでに日本赤十字本社や日本看護協会，厚生労働省といった組織や団体から，新たな取り組みの意味や意義が明確に提示されていたので，取り組みにあたって新たな意味や意義が「何であるか」を模索する必要はなく，どのように「定着させるか」が課題だったと述べました。

　しかし，ここで考察したように，「定着させる」ということが「成長の伸びしろ」を実現すること，すなわち取り組みの意味や意義を集団の「活動」としてメンバーの意識に内在化させ，行動に反映することだとすれば，たとえば「継続教育・新人教育に関する組織的取り組み」の必要性や手順（を語る言葉）が単なる知識として取り込まれるだけでは，必ずしもメンバーを自律的・主体的に動かす力にはなりません。

　新しい取り組みを集団の「活動」として安定させるためには，具体的な状況のもとで，メンバーの1人ひとりが他者との協働を通じて自分の行動を振りかえり，仲間との対話を繰り返すプロセスの中で，知識として取り込んだ言葉の本当の意味を日々の実践の中にしっかりと染みこませるこ

とが必要であり，そのための気づきを生み出す「手探り」を続けることが大切なのです。

　つまり新たな取り組みの意味や意義を「定着させる」プロセスにおいても，取り組みを支えるルールや価値観，役割分担とは「何なのか」を実践の中から探り出し，メンバー1人ひとりが体感する場を生み出す必要があるということが，庄原赤十字病院の取り組み事例に示されているのではないでしょうか。

"バーンと打ち出して"，メンバーの"動きを捉える"
新たな「活動」を生み出すプロセスでの管理者の役割

　最近接発達領域の学びと成長を実現することが，他者とこれまでにやったことのないことに取り組み，行動と対話の積み重ねを通じて行動の意味を後から理解できるようになることだとすれば，メンバー1人ひとりが目の前の状況をどう捉え，どのように行動するかによって，どのような「成長の伸びしろ」が実現するかが変わってくるということになります。

　このため，「成長の伸びしろ」をあらかじめ正確に予測することはきわめて困難です。では，組織のマネジメントの一環として「成長の伸びしろ」を実現していくためには，管理者は具体的にどのような働きかけを行っていけばよいのでしょうか？

　庄原赤十字病院のラダー導入のプロセスでは，研修講師として何をすべきかについて，メンバーが右も左も分からないまま，「活動」の要素を手探りせざるを得ない状況が生まれていました。しかしそこで管理者は単にやるべきことをチームに「丸投げ」していたわけではありません。ここで注目すべき点は，「その結果，何を実現すべきか」という**最終的なビジョンに関しては，あらかじめ管理者からきわめて明確な指示が与えられていた**ということです。

　中堅スタッフである松川看護係長が教育に関わるようになったのは，新

人が配属されることのない手術室に異動して間もない頃でした。そのような状況にあっても，松川看護係長は，「県民の森研修」のねらいとして挙げられた「感謝」というキーワードが，特に自分に響いたと語っています。

> 「県民の森研修」の中で，「おもてなしの気持ち」とか，「感謝の気持ち」とかっていうキーワードを谷口看護師長さんがバーッと出されて，私にはその「感謝」っていう言葉がすごく響いたというか。中堅になって，後輩だったり，大先輩だったり，いろんな人に教えてもらう立場になって，すごいありがたいなって思って。
> 　まあ当たり前のことなんですけど，そういうのを（ビジョンとして）バーンと打ち出して，それを教育に結びつけてやっていくっていうのが，「ああ，何かいいな」ってすごい直感で思ったっていうか。

ビジョンを明確化し，メンバー間の共有を図る

　松川看護係長の言葉は2つのことを物語っています。第1に，準備段階における話し合いはまったくのゼロからスタートしていたのではないということです。研修の企画は「大雑把な感じ」で「何となく」考えられていたと語られていました。しかしそれはけっして漠然としたものではなく，「直感」として感じられたビジョン，すなわち最終的にどのような状態を実現したいのかという視点とつねに照らし合わせながら考えられていたことを示唆しているのです。

　さらにここには，管理者がやるべきことを「丸投げ」していたのではないということも示されています。ここで管理者は，チームが模索を続けるにあたっての，いわば羅針盤とでもいうべきビジョンを明確化することで，チームによる「手探り」の行方に大きな影響を及ぼしています。1人の行動だけでは実現できない集団の「活動」の結果がどのようなものになるか

は，どのようにチームや組織を構成するメンバーが心を1つにするかによって変わってくるのです。

良好な人間関係を維持・強化する

　管理者が果たすべき役割はビジョンの明確化だけに留まりません。たとえば谷口看護副部長は，教育体制を整備する際の働きかけについて次のように語っています。

> 　教育委員会の委員長は，人間関係の調整が重要な役割となった。チームとしての力を発揮させるために，小委員会のビジョンとミッションを明確にする必要がある。そのため各委員会の会議には可能な限り参加し，それぞれの小委員会の動きを捉えるよう努めた[6]。

　こうした働きかけは，管理者が以下の2つの役割を果たさない場合には，ツールを支える要素が「何なのか」をチームが主体的に手探りし，「成長の伸びしろ」を実現することが難しくなるということを示しています。

❶ビジョンを明確化する
❷メンバーどうしの良好な関係を維持・促進する

　管理者がこのような役割を果たすことによって，メンバー間の対話をうながし，「こういうことをやったらいいんじゃないかね」という発想の中にビジョンと具体的な行動を結びつけていくことが大切です。さらに，こうした管理者の働きかけが，模索を続けるチーム・メンバーを内発的に動機づけるとともに，組織の潜在力が現実化された状態（「1人ひとりが輝き，

---

[6] 前掲書3），106．

組織が活き活きする」）を生み出すのです。

　結果的に生まれる学びや成長を事前に予測することはできなくても，明確なビジョンを示し，ビジョンの実現に向けた1人ひとりの想いをメンバー間で共有できるようにうながすことで協働や対話のあり方を方向づけていくことが可能なのです。

　さらに，メンバーどうしの関係を維持・促進するために，管理者はできるだけ委員会の会議に出席してチームの動向を把握するとともに，人間関係のトラブルが発生すれば，その調整に多くの時間を割いていました。これに加え，「小委員会のメンバー構成は少しゆるやかにし，興味関心や意欲があれば随時，企画・運営への参加」[7]も勧めています。こうした努力は，「成長の伸びしろ」を実現するために必要となるメンバー間の協働と対話を活性化し，職場での学びを生み出す観察・模倣・省察を促進するための働きかけとして捉えることができるのです。

「県民の森研修」に取り組む前の漠然とした想いを，谷口看護副部長は，「成功するだろうなとは思ってましたけど，どういうものがつくり上げられるかというのは，やってみないと分からないと思っていた」と語っていました。しかしこの言葉の裏には，「やってみないと分からない」ものの，**「成長の伸びしろ」を実現するためにビジョンを明確化し，メンバー間の人間関係を調整していこうとする管理者としての心構えが存在していたの**です。

　この章では，庄原赤十字病院の「県民の森研修」と，その土台となったキャリア開発ラダーの導入と定着を通じた組織変革の取り組みを検討することによって，まったく新たなツールを探し求める過程で新たな「活動」が生まれる条件とプロセスについて考えてきました。

---

[7] 前掲書3)，107.

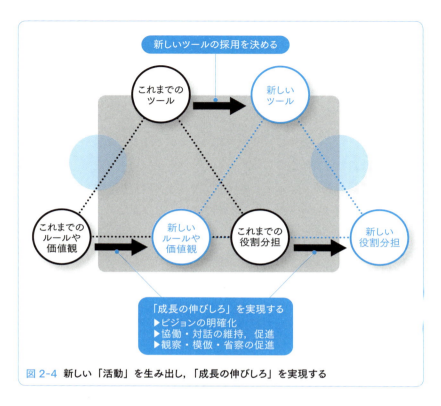

図 2-4 新しい「活動」を生み出し,「成長の伸びしろ」を実現する

　ここで明らかになったのは,「ともに仕事をする」仲間という同じアイデンティティを持った組織メンバーどうしが, 協働と対話を通じた観察・模倣・省察を積み重ねることで, 互いに「成長の伸びしろ」を実現できるということです。また, その過程で新たなツールが生み出され, それを支える価値観やルール, 役割分担についてもメンバー 1 人ひとりの意識に内面化され, 安定的なバランスが保たれます（図 2-4）。

　その過程で何が起きるかを事前に予想することはできません。しかしこうした相互作用をうながすために, 管理者は明確なビジョンを示し, これをメンバー間で共有し, その実現に向けた協働と対話を維持・促進するためのさまざまな働きかけを行っていく必要があります。

そうした働きかけをしっかりと行っていくことが，庄原赤十字病院における組織変革の「航海術」であり，その結果として生まれる状態こそが，この病院が人材育成の理念として掲げる「育み，育まれる」という言葉の意味するところではないでしょうか。

人には無限の力が秘められている!?
最近接発達領域の学びと人材育成

　「どんな人にも無限の力が秘められている」という言葉を聞くと,「それって本当?」と思うかもしれません。しかし第2章で考えた最近接発達領域という考え方を念頭に置くと,この言葉が本当だということはもちろんのこと,すでに管理者のみなさんは,そうした力を引き出し,高めるための取り組みを行っているということが分かるはずです。

能力の「いま」と「これから」

　この言葉を,「いま,どんな人の中にも無限の力がある」という風に理解すると,「本当にそうかな?」と思ってしまったり,ひょっとすると「いや,あの人には無限の力はない!」ときっぱり断言する人がいるかもしれません。

　しかし,どんな人であれ,これから先にどのような能力を伸ばし発揮することになるかは,いまの時点ですべてが決まるわけではないですよね。これから誰と・何に・どのように取り組み,その過程で職場のメンバーとどのような対話を行い,自分自身をどう振りかえり,何に目を向け,どのように行動を変えるかによって,大きな違いが生まれてくるという意味で,人の能力の可能性は無限に広がっているわけです。

すでに行っている取り組み

　じつを言うと,みなさんはすでにこうしたことを念頭に置いて,日頃か

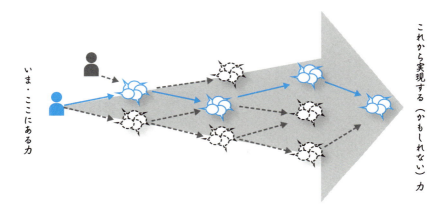

ら組織メンバーの潜在力を高める働きかけを行っています。たとえば勤務シフトを組むときに、人材育成の観点から、「あの人と一緒に働けば、こうした点に関する理解が深まるはず」といったことを念頭に置いていませんか？

　また、「まだ右も左も分からない段階の新人がいるので、何を聞かれても丁寧に答えてくれるこの人が一緒にいた方がいい」と判断したり、それから数か月後には、「あの新人もだいぶ育ってきたので、あえてこのメンバーと深く関わってもらおう。この人はぶっきらぼうで手厳しいけど、すばやく的確に仕事をこなせるから」などと考えることもありますよね。

　さらに、「病棟が忙しいことは十分に把握しているし、他病棟への応援を依頼すれば、きっと大きな反発が返ってくることは目に見えている。でも、あの病棟での仕事を経験することで、こういうことを学んでもらいたい」と思いながら、あえて他病棟からの応援依頼を引き受ける、などということもあるかもしれません。

　こうした場面で、みなさんはこんな風に考えているはずです。「いまの段階でこのメンバーが1人でできることは限られている。しかし誰かと一緒に取り組み、その過程で他のメンバーを観察し、行動を摸倣し、自分

を振りかえるうちに，だんだんと学びを深め，やがては1人でできるようになるはずだ」。つまり，最近接発達領域の学びを念頭に置き，個人の能力の可能性を広げ，チームの力を高めるための働きかけを行っているんですね。

無限の力を引き出す

　最近接発達領域の学びを深めるための働きかけは，日々の仕事の取り組みを，組織としての機能や目的ではなく，人材育成の視点から捉え直すことから始まります。メンバーがいまどのような段階にいて，そこからさらに学びを深めるためには，誰と何に取り組む状況が必要になるのか？　その過程で，他のメンバーのどのような行動を目にすることになるのか？　さらに，そこにどのような対話が生まれ，そこで得た学びがどのような行動の変化を生み出すのか？

　こうした点を意識しながら日々の仕事に取り組むことが，メンバー1人ひとりの最近接発達領域の学びを深めるための働きかけであり，人に秘められたさまざまな可能性を実現することなのだとしたら，「人には無限の力が秘められている」ことが正しいだけでなく，「そうした力を引き出し，高めるための取り組みを，自分は日頃からやっているぞ！」という気になりませんか？

第3章

ツールを組織に定着させる

虎の門病院における
コンピテンシー・マネジメントの導入

　第1章（☞ p.36〜37）で指摘したように，組織変革の多くは，まったく新たなツールをつくり出すのではなく，既存のツールを導入し定着させる試みとして取り組まれています。この章では，そのような組織変革の事例として，虎の門病院のコンピテンシー・マネジメント導入の取り組みを検討します。

　コンピテンシーとは，「ある職務または状況に対し，基準に照らして効果的，あるいは卓越した業績を生む原因として関わっている個人の根源的特性」のことです[1]。「根源的特性」から「卓越した業績」が生み出されるプロセスにおいては，単に職務を遂行するという行動だけでなく，どのように仕事を行うかが重要になります。

　これを看護管理の現場に照らし合わせて考えてみると，「看護管理者がどのような価値観を持ち，どのように物事を捉え，どのような意図で，どのように企画し，どのように部下や関係者に働きかけ，どのようにチームを統率しながら『遂行』するか」によって，「その部署の活気の度合いや部下の成長，提供するケアの質や内容といった，看護管理の『成果』」が大きく左右されることになるのです[2]。

1　ライル・M・スペンサー，シグネ・M・スペンサー：コンピテンシー・マネジメントの展開（完訳版），生産性出版，11，2011．
2　武村雪絵編：看護管理に活かすコンピテンシー　成果につながる「看護管理力」の開発，メヂカルフレンド社，はじめに，2014．

コンピテンシー・マネジメントとは，こうした「どのように仕事を行うのか」についての具体的な行動指標を，採用・異動・昇進における選考基準にしたり，これを学び，伝える手段を整備することによって管理者の育成を行うための組織的な取り組みです。

　このように，コンピテンシー・マネジメントでは，ある程度明確化された指標にもとづいてツールの整備・導入を行っていく点が，第 2 章で検討した新たなツールの創造プロセスと大きく異なっています。こうしたツールの導入と定着を通じた組織変革では，新たな「活動」はどのようにして生まれてくるのでしょうか？

コンピテンシーと「学力」以外の能力

　まず，虎の門病院の取り組みのねらいを明らかにするために，そもそもコンピテンシーという概念がどのような経緯で生まれてきたのかについて考えてみましょう。コンピテンシーという考え方は，1970 年代に米国の心理学者，マクレランドが行った，外交官の選考基準を明確化するための研究から生まれました。仕事において優れた成果を出す外交官の思考や行動には，それまでの一般的な選考基準だった学校の成績や適性検査の結果とは「一切関わりのないスキルの数々」が見つかったからです。

　たとえば米国人の新人外交官が赴任地のエチオピアで成果を生み出すためには，「異文化における対人関係感受性」や「ほかの人たちに前向きに期待を抱く」力，そして「政治的ネットワークをすばやく学ぶ」力，さらには「米国を紹介するアイディアをどんどん生み出す」力が必要になります。しかしこうした力は，いわゆる「学問」とは異なる能力です。そのため，卓越した成果を生み出す人材を選考するためには，成果に結びつく個人の「根源的特性」を見きわめる必要があるということが分かってきたのです[3]。

第2章で検討した「学校の学び」と「職場の学び」の違い（☞ p.55）を思い出してみれば，ここで見出された「学力」以外の能力の特質が明らかになってきます。

　学校の学びは，解決に必要な情報資源がすべて与えられた条件のもとで，実社会と切り離された，あまり多様性や変化が求められない知識やスキルの向上をめざしています。これに対して職場の学びは，直接的な利害関係にある他者とのやり取りを通じて必要な情報を収集し，観察・模倣・省察を繰り返しながら，学んだことを柔軟に調整する力の習得に力点が置かれているのです。

　こうした視点から捉えてみれば，コンピテンシーとして想定される「学力」以外の能力とは，他者との協働と対話を通じて，観察・模倣・省察を繰り返す過程で実現する，ヴィゴツキーの「最近接発達領域」における「成長の伸びしろ」にほかならないことが分かるでしょう。

コンピテンシーへの関心の高まり

　その後，米国のみならず，世界のさまざまな国でコンピテンシーへの関心が高まってきました。コンピテンシーを正確に測定するための手法が生み出され，コンピテンシーを選考や評価の基準として活用するだけでなく，能力開発や報酬体系の構築といった，マネジメントのさまざまな局面に適用されるようになったのです。

コンピテンシーの個別要素の明確化と体系化

　コンピテンシーが見出されたことをきっかけに，「行動結果面接（BEI：behavioral event interview）」という手法が生まれました。「職務でぶつかっ

3　前掲書1），5.

表 3-1 コンピテンシー・ディクショナリー

クラスター	概要
達成とアクション	目標達成をめざし，何をすべきかを明らかにし，実行する力
支援と人的サービス	相手を理解し，ニーズに応えようとする力
インパクトと影響力	人を巻き込み，影響を与えながら目標達成を実現する力
マネジメント・コンピテンシー	リーダーシップを発揮してチームをまとめていく力
認知コンピテンシー	何が問題なのかを理解し，情報を分析して問題解決を行う力
個人の効果性	内省を行い，学習を深め，自己評価を行い，セルフコントロールする力

た，きわめて重大な状況で各人が取った行動を，逐一，きわめて詳細に」説明してもらうことで，インタビューを通してコンピテンシーの個別要素を明らかにすることが可能になったのです。

その後，さまざまな職種の人びとに対して行動結果面接が実施され，そこに含まれる具体的な行動と，「その行動を引き起こした動因・動機，自己概念・自己イメージ，知識，スキル，思考パターンなど，人の特性やパーソナリティを包括した概念」[4] を抽出・分類することにより，さまざまなコンピテンシーのまとまり（これを「クラスター」と呼びます）からなるコンピテンシー・ディクショナリーが整備されました（表3-1）。

企業マネジメントへの適用

米国では，コンピテンシー・ディクショナリーが，採用・異動・昇任における選考や評価，能力開発やキャリア・パスの形成，報酬体系の構築といった，企業におけるマネジメントのさまざまな局面に適用されるようになりました。

---

[4] 前掲書 2), 2.

表 3-2 虎の門病院（本院／分院）の概要

病床数	本院 868 床／分院 300 床
診療科数	本院 35 科／分院 22 科
入院基本料	7 対 1（本院・分院共通）
平均在院日数	本院 15.1 日／分院 17.6 日（2016 年度）
職員数	約 1880 名　うち看護職員数　約 980 名（本院・分院合計）

　バブル経済崩壊後の 1990 年代初頭には，日本の産業界も大きな関心を持ってコンピテンシーを迎え入れます。それまでの年功序列型マネジメントにおける職能資格制度では，組織メンバーが持つ「能力の評価が曖昧となり，結果的に年功的な昇格が実施されて，賃金の年功化が起きてしまった」反省から，目標達成度やコンピテンシーによって「現在のパフォーマンスをきちんと評価」し，賃金に反映することへの関心が高まっていたからです[5]。

日本の看護界での適用

　2000 年代初頭ごろからは，日本の看護界においてもコンピテンシーに注目が集まるようになりました。環境の急激な変化に対する柔軟かつ機動的な対応が求められるようになった看護組織においても，職務遂行能力に対する選考・評価基準を明確にする必要性が高まっていたのです。

　虎の門病院（表 3-2）の宗村美江子看護部長によれば，それまでの選考では「看護師長の推薦によって主任を任用していたために，上司との相性などに左右され判断が偏る可能性」が排除できない状況が存在していました。また，育成を念頭に置いて看護管理者の能力評価を行う際に，「期待する役割や機能が提示され，目標管理において達成度や成果が評価されることはあっても，看護管理者を育成するための客観的なフィードバックについての検討」は行われていなかったのです。

[5] 渡辺直登：コンピテンシーと職務遂行能力．日本労働研究雑誌，No.657，2015．

こうした状況を背景に，虎の門病院では「看護管理者がめざすべき姿を明らかにし，自己評価を行った上で客観的な他者評価を受け，自らの長所や短所を再確認することが可能となる基準」，すなわちパフォーマンス評価の基準であると同時に，**看護管理者が仕事を通じて学び，成長するためのツールの必要性**が意識されるようになっていたのです[6]。

"キチっとした何か"
虎の門病院におけるコンピテンシー・マネジメントの導入

　その頃，筑波大学大学院で学んでいた宗村看護部長は，「キチッとした何かを使って育成できるものがあったらいいな」という思いを抱いていました。「優秀な主任を管理看護師長[7]に抜擢したり，推薦したり」しても，その選考が必ずしも「うまくいかない」経験があったからです。

　2004年にスペンサー&スペンサーの『コンピテンシー・マネジメントの展開』[1]と出会った宗村看護部長は，「あ，これだ！」という直感を抱いたそうです。そして，多くのスタッフを巻き込んで2005年からコンピテンシー・モデルの開発を始め，2年の歳月を経て2007年から運用をスタートしました。

　虎の門病院のコンピテンシー・モデルは，6つのクラスターと16のコンピテンシーから成り立っています（表3-3）。コンピテンシーの発揮度の違いに応じて，各コンピテンシーは主任候補者（0），主任・看護師長（1〜4），管理看護師長・次長（5）までの6段階に分けられ，役職に応じた望ましいコンピテンシーのレベルが設定されています。

　各スタッフ（主任候補者については直属の上司）は，コンピテンシー・モデルに含まれるどのコンピテンシーを，どのような状況で，どのように

---

[6] 虎の門病院看護部編：看護管理者のコンピテンシー・モデル―開発から運用まで．医学書院，3-5，2013．
[7] 虎の門病院において複数の病棟を管理監督する看護師長。

表 3-3 虎の門病院におけるコンピテンシー・モデル

クラスター	コンピテンシー
達成とアクション	達成重視／イニシアティブ／情報探求
支援と人的サービス	対人関係理解／顧客サービス重視
インパクトと影響力	インパクトと影響力
マネジメント能力	他の人たちの開発／指揮命令—自己表現力と地位に伴うパワーの活用／チームワークと協調／チーム・リーダーシップ
認知力	分析的思考／概念化思考
個人の効果性	セルフ・コントロール／自己確信／柔軟性／組織へのコミットメント

表 3-4 役職ごとのコンピテンシー評価の概要

	主任候補者	主任・看護師長	管理看護師長	次長
実施時期	10月 （年1回）	6～7月/1～2月 （年2回）	4～5月 （年1回）	4～5月 （年1回）
事例記載者	直属の上司である管理看護師長または看護師長	主任・看護師長	管理看護師長	次長
評価会議参加者	看護師長，次長，管理看護師長	看護部長，次長，直属の上司，本人	看護部長，次長，本人	看護部長，次長全員

看護管理コンピテンシー研究会編：看護管理者のコンピテンシー・モデル事例集　書き方とその評価．医学書院, 142, 149, 2015.

発揮したのかという点から，評価期間における自分自身の看護管理行動を振りかえります。そして，その状況説明書をコンピテンシー事例として作成し，評価会議でコンピテンシーのレベル評価を受けます（表3-4）。

　コンピテンシー事例に記載するのは，自分が発揮した能力がどのようなコンピテンシー項目に該当するのか，そしてどのような状況で何を考え，どう判断し，どのように行動したのか，その結果，どのような状態が生ま

れたのかについての簡潔な説明です。

　評価会議の参加者は，事例を読み込み，書かれた事例からコンピテンシーの発揮が読み取れるかどうかをチェック・評価し，面接の場で本人へのフィードバックを行います（表 3-5）。

　コンピテンシー評価の流れから分かるように，虎の門病院のコンピテンシー・モデルは，コンピテンシーの視点から管理者のパフォーマンスを評価するだけでなく，管理者本人もコンピテンシーの枠組みに沿って自分自身の管理行動を振りかえり，改善していくための指針となる「成果を上げられる看護管理者を育成するための 1 つのツール」なのです[8]。

コンピテンシー・モデルが新たな「活動」を生み出す

　コンピテンシーは「何をするか」ではなく，仕事の最終的な成果を大きく左右する，「どのようにするか」に関わる能力です（図 3-1）。従って，行動ならびに行動によって可視化される知識やスキルに加え，自己概念や価値観，態度，さらには動因[9]や特性[10]などのさまざまな要素から成り立っています。

　コンピテンシーを形づくるこうした要素のうち，「学校の学び」に近い知識・行動・スキルは比較的容易に開発することができますが，動因や特性といった要素を開発するのはきわめて困難です。そして両者の中間層にあたる自己概念や価値観，そして態度や思考パターンについては，「かなりの時間と困難を伴うけれども」開発が可能だといわれています。このため，育成ツールとしてのコンピテンシー・モデルがめざしているのは，この中間部分のコンピテンシーの開発です。

---

[8] 前掲書 6），101．
[9] 「真面目で慎重な」あるいは「和やかで積極的な」性格のように，ある種の行動に駆り立てられたり，避けたりする生来の傾向。
[10] 身体的特徴をはじめとする，長期にわたって変わることのない個人の性質。

表 3-5 コンピテンシー事例の記入例とチェック・評価のポイント

クラスター〈マネジメント能力〉チームワークと協調	【定義】チームづくりに対する前向きな意欲がある
	【解釈】積極的に自分の所属するチームに関心を持ち,協力的態度を示している
	【状況・場面】後輩看護師の山田さんが白血病ターミナル患者さんを受け持っていたが,急変して亡くなってしまった。入退院を繰り返した患者さんだったため,山田さんをはじめ,チーム内の多くの看護師が関わったことのある患者さんだった。

	コンピテンシーを発揮していない例	コンピテンシーを発揮している例
❶誰と一緒だったか	山田さん	チームの看護師
❷自分が何を考えたか	急変して思いのほか早く亡くなったため,同じチームで受け持ちだった山田さんが不全感を抱えていないか心配。	山田さんをはじめとして,みんなが一生懸命関わった患者さんだったから,急変して亡くなったことで不全感が残っている人もいるのではないか。デスカンファレンスを開いてそういう思いを共有したり,自分たちの看護を振り返ったりしたい。
❸自分が何を言ったか,行動したか	山田さんに声をかけ,残っている不全感や率直な思いを傾聴した。また,看護上よかった点についても話し合って共有した。	上司にデスカンファレンスの開催を希望したところ,快諾され,日時を設定してもらえた。
❹その結果どうなったか	山田さんは涙を流しながら語っていた。そのあとで「ありがとうございました。声をかけてもらって救われました」と言ってもらえた。	デスカンファレンスが開催され,チーム全員で残っていたもやもやを解消できたり,家族が最後に病棟に残していった感謝の言葉などを共有できたりし,自分たちの看護の不足点だけでなくよかった点も確認することができた。
チェック・評価のポイント	特定のチームメンバーに関心は寄せているが,所属するチームへの関心とはいいがたい。	チームに関心が向いており,チームをよい方向へ向かわせようという意欲がある。

看護管理コンピテンシー研究会編:看護管理者のコンピテンシー・モデル事例集—書き方とその評価.医学書院, 88, 2015.

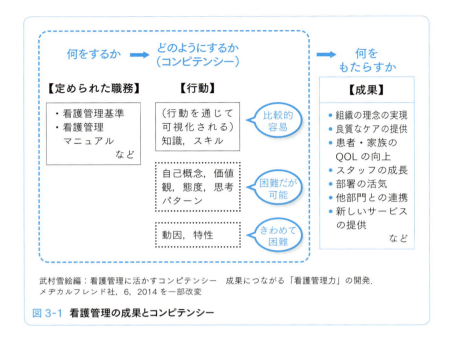

武村雪絵編：看護管理に活かすコンピテンシー　成果につながる「看護管理力」の開発. メヂカルフレンド社，6，2014 を一部改変

図 3-1　**看護管理の成果とコンピテンシー**

　では，この中間層にあたる要素を開発することで管理行動がどのように変わるのでしょうか？　そもそもコンピテンシーとは「ハイパフォーマーの実際の行動から抽出された概念」であり，「これまで，コンピテンシーと呼んでいなかっただけで，よい仕事ぶりの人の行動」に共通してみられる要素です[11]。従ってコンピテンシーを開発することによって，それまでの管理行動がまったく異なる形に変わるのではなく，管理行動に向き合う管理者の姿勢に変化があらわれてくるはずです。

　スペンサーらは，「コンピテンシーには必ず『意図』が含まれる」と語っています[12]。コンピテンシーを開発するということは，遂行すべき職務を背後で支えるさまざまな要素，すなわち価値観や物事の捉え方，関係者と

---

[11] 前掲書6), 100.
[12] 前掲書1), 15.

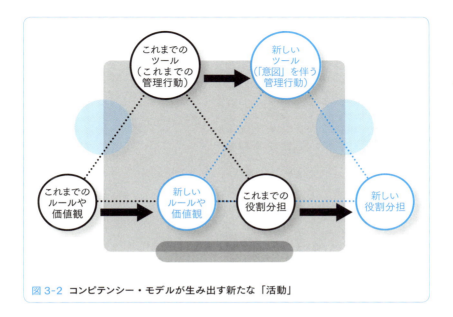

図 3-2　コンピテンシー・モデルが生み出す新たな「活動」

の関わり合いやチームの統率といった要素を管理者がしっかりと認識し，これを確実に行動に反映させていくということなのです。

　そして，こうした「意図を伴う管理行動」から，最終的に部署の活気や部下の成長，ケアの質や内容といった「成果」が生まれるためには，「組織が，どのような価値観をもち，どのように思考し，どのように行動する管理者を求めているのか」[13]，すなわち組織の側で管理者に期待する役割が，管理者の行動に反映されていなければなりません。つまり**組織の意図が管理者自身の思考と行動に内在化される必要がある**のです。

　そのように考えれば，コンピテンシー・モデルの導入によって生まれる変化とは，**管理行動を新たな「活動」に変化させる**ことだといえるでしょう（図3-2）。コンピテンシー・モデルの導入は，新しいルールや価値観，

---

[13] 前掲書2），111．

表 3-6　虎の門病院におけるコンピテンシー・モデルの開発・導入プロセス

❶ **コンピテンシーに関する理解の促進**
- スペンサー＆スペンサー『コンピテンシー・マネジメントの展開』の読み込み

❷ **行動結果面接の実施**
- コンピテンシーのロール・モデルとなる主任の選出
- 行動結果面接のガイドライン作成とリハーサル
- 選出した主任に対する行動結果面接の実施

❸ **面接データからのコンピテンシー抽出・分類・体系化**
- 面接内容の書き起こし，コード化，分類
- 抽出・分類した自施設のコンピテンシー項目とコンピテンシー・ディクショナリーとの照合

❹ **コンピテンシー評価モデル・手順の作成と実施**
- 看護管理者に求められるコンピテンシー・レベルの設定
- コンピテンシー評価会議の説明と実施

役割分担（なぜ，何を，どこまで遂行することが自分に求められているのか）に支えられた，（コンピテンシー・モデルというツールを活用した）意識的な管理行動をつくり出すことで，それまでの管理行動を新たな姿に生まれ変わらせるのです。

コンピテンシー・モデルの開発・導入プロセス

　虎の門病院では，2005 年から 2 年以上の歳月を費やしてコンピテンシー・モデルの開発・導入を行っています（表 3-6）。まず開発メンバーで輪読会を実施し，コンピテンシーの考え方や導入手順に関する理解を深めた後，選抜した主任への行動結果面接を実施しました。ここで得られたインタビュー・データをもとに自施設の看護管理者に求められるコンピテンシーのレベル設定を行い，評価面接の手順を定めています。

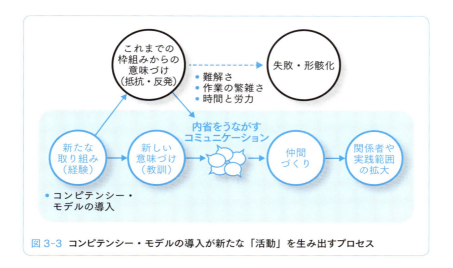

図 3-3 コンピテンシー・モデルの導入が新たな「活動」を生み出すプロセス

　しかしコンピテンシー・マネジメントが想定する,「実践のなかで使うことでその意味を発揮し,普段から具体的事例と概念の間を繰り返し自在に行き来する視点」を獲得するのは容易なことではありません。そのため,「導入段階では,各自の意見が分かれ,解釈や判断に迷うことが多く」,なじみのない考え方を理解し,それまでに行ったことのない面接を実施し,さらにインタビュー・データの書き起こしやコード化,分類と体系化を行うには膨大な時間と労力が必要でした。このため,「数多くの事例を読み,その要素を具体例のなかから読み取る作業を繰り返す」過程で,**この取り組みに対する抵抗や反発**が生まれてくる可能性がありました[8]。

　新たな「活動」を生み出すプロセスに関する第1・2章の考察に示されていたように,ここで想定される抵抗や反発は,これまでの枠組みからの否定的な意味づけによって引き起こされます。従って,こうした障害を乗り越えて新たな「活動」を生み出すためには,**ポジティブな教訓としての新たな意味づけを見出し,内省をうながすコミュニケーションを通じた仲間づくり**を行う必要があるはずです(図3-3)。

では，虎の門病院が，予想される抵抗や反発を乗り越え，コンピテンシー・マネジメントというツールを新たな「活動」として組織に定着させるためには何が必要だったのでしょうか？　これまでの考察で明らかになったのは，この状況で想定される抵抗や反発を和らげるためには，「内省をうながすコミュニケーション」の場をつくることで，準備段階の取り組みに対するポジティブな意味づけをメンバー間で共有することが必要になるということです。果たしてそのようなコミュニケーションの場はつくられていたのでしょうか？　だとすれば，どこにどのような内省が生まれていたのでしょうか？

"一致しているね"
経験を振りかえり，コンピテンシーに気づく

　「内省をうながすコミュニケーション」の場がどのようにつくられていたのかという視点でコンピテンシー・マネジメントの導入プロセス（図3-4）を捉えた場合，行動結果面接の対象となる主任を選抜する際に，開発メンバー間で交わされた対話がきわめて重要な意味を持ってきます。
　宗村看護部長はそのときの状況を次のように語っています。

> 　私たちってどういう主任を「できている人」って思うんだろうねとか，さんざんディスカッションをしましたよね。どういう人を「優秀な人」とか，「経験年数に応じてちゃんと成長している人」として見ているだろうねって。
> 　そういうことを出し合って，コンピテンシーの本に照らして，カテゴリー化をしていく，ということをやったような気がします。それで（コンピテンシー項目と自分たちが「できている人」として想定する要素が）「一致しているね」という話をして。

2005年
コンピテンシー・モデルの開発を開始
行動結果面接を実施しコンピテンシーを抽出

宗村看護部長:「コンピテンシーの項目とできている人の要素が一致しているね」

- 行動結果面接が開発メンバー間の内省をうながすコミュニケーションの場として機能した

開発メンバー:「すぐに使ってみたいよね」

- 作業が一段落するごとに設けた内省の場が、抵抗や反発を和らげた

2007年
コンピテンシー評価会議の実施

宗村看護部長:「被評価者の顔に納得した表情が宿るようになった」

- 徹底的な対話が、被評価者の内省を深め気づきをうながした

佐藤看護次長:「現場も管理者もしっくりきていなかった。承認が必要だった。」

- 評価面接が承認の場として機能することで、仕事の意味を手探りするプロセスが生まれた

笠松管理看護師長:「自分が感じたことや考えたことを意識して残すことが大切」

- 価値観や管理者としての役割を承認することで、仕事と組織への貢献のつながりが実感できた
- これまでの管理行動が、「意図」を伴う管理行動に生まれ変わった

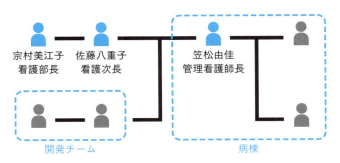

図 3-4 取り組みの概要とインタビュー対象者（職位は取り組み当時のもの）

宗村美江子 看護部長　佐藤八重子 看護次長　笠松由佳 管理看護師長

開発チーム　病棟

「できている人」になるまで，すなわち仕事に熟達するプロセスにおいては，まず（特に努力をしなくても）必要な知識を早く，確実に覚えられるようになる段階に到達する必要があります。そして，特に注意しなくても必要なスキルを一連の流れとして自動的に行うことができるようになる段階を経て，最終的には，身につけた膨大な知識とスキルの活用パターンを直感的に（つまり特に意識することなく）選び取ることができるようになります。

　このことは，開発メンバーのような**「できている」看護管理者**ほど，**自分が何をどう判断し，どのように行動しているのかを意識化できなくなる可能性**を示唆しています。従って，開発メンバー間で行われたディスカッションでは，開発メンバーの1人ひとりが自分自身の熟達化のプロセスをさかのぼる形で経験を振りかえり，普段は特に意識することなく行っているさまざまな判断や行動の流れを，個別の要素に分解して考える機会，すなわち**「内省をうながすコミュニケーション」**の場が生まれていたのです（図3-5）。

"使ってみたいよね"
新たな「活動」を生み出すコミュニケーション

　開発メンバーは「できている人」「優秀な人」の判断や行動の流れの中に，どのような管理行動の要素が組み込まれているのかを明確化しようとしていました。「できている人」が「どのような価値観を持ち，どのように物事を捉え，どのような意図で，どのように企画し，どのように部下や関係者に働きかけ，どのようにチームを統率しながら『遂行』するか」[2]についての内省を深めることで，コンピテンシー・マネジメントが目指す「意図を伴う管理行動」の諸要素を自分自身の経験の中に見出そうとしていたのです。

　また，メンバーの1人ひとりが混沌とした自己の経験を振りかえり，そ

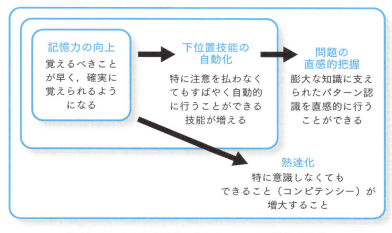

図 3-5 熟達化のプロセスとコンピテンシー

こで考えたこと，感じたことをメンバー間で足し合わせ，つなぎ合わせたものが，結果的に導入すべき「型」と「一致している」という確信を得られたことは，これからも主体的に計画を次の段階へと進めていくことができるという安心感をもたらし，骨の折れる今後の作業にどのような意味があるのかを教えてくれることにもなったでしょう。

　もちろんその後の膨大な準備作業の過程で，「みんなうんざりして……『だまされた』って……途中から目の輝きがなくなり……」という状況が生じることもありました。しかしモデルが完成する頃には，開発メンバー

の誰もが，すぐに「使ってみたいよね」という気持ちになれたのは，多大な時間と労力を要する準備作業が一段落するたびに，その段階で取りまとめた結果と，「できている人」「優秀な人」をめぐって内省したこととが「一致している」ことを実感できたからでしょう。

　このように，開発メンバー間での徹底したディスカッションは，準備作業に対する抵抗や反発を和らげるとともに，「意図を伴う管理行動」という新たな「活動」を生み出すための，「内省をうながすコミュニケーション」の場として機能していたのです。

"一体何をやっていたんですか？"
コンピテンシー評価会議の実施

　コンピテンシー・モデルが完成すると，看護師長会において「さあできましたよ」「これをやりますよ」「やり方はこんな感じですよ」という，「有無を言わせない形で」評価会議の流れが発表され，まずは主任を対象にして評価会議を実施することになりました。しかしこの取り組みの屋台骨を支えた佐藤八重子看護次長が語るように，この決定は開発メンバーに加わっていない看護師長や被評価者である主任に大きな負担を強いることになります。

　評価会議の対象である看護師長や主任は，かつて開発メンバーがじっくりと時間をかけて取り組んだ，時間と労力を要する難解な作業を，きわめて短期間で行わなければならなかったのです。実際に評価会議の場には，この取り組みに抵抗感を抱いていると感じられるメンバーも数名いたことから，「内心，『嫌だな』と思っていた人はほかにもいたかもしれない」と宗村看護部長は語っています。

　とはいえ，当初はコンピテンシーとは何か，それが日々の看護実践とどう結びつくのかについてあまりピンと来ていなかった参加者の多くが，最初の評価会議が終わる頃には，より深いレベルでの理解を得られるように

なっていきました。

　ここで生じた認識の大きな変化は，第三者の目にも明らかだったようで，評価会議の後，佐藤看護次長は面談室に隣接する看護教育部のスタッフからこんな質問を受けたそうです。

> 面談室で待っているときは緊張で顔が土気色をしていた人が，部屋を出るときにはとても晴れやかな，活き活きとした表情に変わっていて驚きました。あの部屋で一体何をやっていたんですか？

　こうした大きな変化を生んだ評価会議では，参加者の間でどのようなやり取りがあったのでしょうか？　そこでのやり取りが，取り組みに対するメンバーの抵抗や反発を和らげるだけでなく，活き活きとした表情を生み出す力を持っていたとすれば，その力の源泉は何だったのでしょうか？

"こういうことですか？"　"それっ！"
評価会議における「内省をうながすコミュニケーション」

　佐藤看護次長によれば，最初の評価会議では，看護師長・主任の双方がコンピテンシーを十分に理解できずに事例を書いていることもあったため，評価以前に「このコンピテンシーは，こういうことですよ」という説明を行ったり，日々の取り組みをできる限り前向きに評価したいので，「事例が出てくるまで頑張って（説明や問いかけを行って）みたり」，説明し評価するというよりも「教える」という内容に近い面接が行われました。

　部長と次長に呼び出され，「チンプンカンプンで分からない」コンピテンシーについて話をするということだけでも大いに緊張している主任に対して，「このコンピテンシーはね……」というところから1つひとつ説明し，相手が「あっ」と納得できるまで説明を繰り返したそうです。

　宗村看護部長は，そこで以下のようなやり取りを交わせるようになるま

で話をしたと語っています。

> 「ここで言っている事例はこういうことで」と自分が経験したことを語って，私が「そういうことなのよ」と言うと，主任が「では，自分の経験で言うと，こういうことですか？」と答えてくると，「それっ！」って。

　このやり取りにおいても「できている人」「優秀な人」をめぐる開発メンバー間のディスカッションと同様の状況が生まれています。主任はコンピテンシーの視点から自分の経験を振りかえり，特に注意を払っていなかった判断や行動の流れを，コンピテンシーの枠組みから捉え直しているのです。

　第１回の評価会議では，被評価者のコンピテンシーを「できていない」と判定するのではなく，書き起こされた事例をもとにコンピテンシーに関する対話を深め，この場で新たな行動結果面接（事例が出てくるまで被評価者への問いかけを続ける）を行い，その結果（「それっ！」）を直接本人にフィードバックするということが行われています。こうした**徹底的な対話を通じて内省が深まり，気づきが生まれることによって，被評価者の認識が変化し，「意図を伴う管理行動」**を生み出すための素地がつくり上げられていたのです。

　こうした濃密なコミュニケーションを生み出すためには多大な時間が必要でした。そのため，１人当たりの面接時間が２〜３時間に及ぶこともあり，その日に予定されていた面接がすべて終了する頃には日付が変わっていたこともあったそうです。しかしこうした対話の過程で，最初は抵抗や反発，あるいは緊張や不安に満ちていた被評価者の顔に，「あ，そうか」という「本当に納得した」「スーッと落ちていった」表情が宿るようになっていったと宗村看護部長は語っています。

"ああ，うれしい"
承認の場としてのコミュニケーション

　コンピテンシー・モデルは，「日常の管理実践場面での行動や態度，発言が，どのコンピテンシーの発揮と関連しているのか」を明確化することで，管理者が「自らの長所や短所を再確認することが可能となる基準」として働くだけでなく，「客観的な他者評価」[6]の土台となる「評価者と被評価者に共通のフレームワーク」を形成します[14]。

　コンピテンシー・マネジメントの開発・導入プロセスで行われた開発メンバー間のディスカッション，そして第1回評価会議での評価者－被評価者間の対話は，「内省をうながすコミュニケーション」の場をつくり上げていました。こうしたコミュニケーションの場で，自分自身の経験を振りかえるにあたって，状況のどこに目を向け，どのような行動を，どのような基準で判断するのかという，コンピテンシー・モデルの枠組みが，メンバー1人ひとりの認識に内在化されていたのです。

　取り組みを続けるうちに，評価会議におけるコミュニケーションには，評価者－被評価者間に承認の場をつくるという働きも生まれてきました。この点について宗村看護部長は次のように語っています。

> 　最初はコンピテンシーのことについて話していたんですけど，それを2年，3年と繰り返すうちに，求められていることが分かり，そのように行動し，（その内容を）事例に書けるようになり，それが承認されるようになると，「ああ，うれしい」と思えるようになる。

　宗村看護部長が，（コンピテンシー・マネジメント導入の取り組みを）「も

---
[14] 前掲書2), 109.

のすごく一生懸命にやってくれて、彼女がいなかったら、たぶんうまくいっていなかったかもしれない」と語る佐藤看護次長にとって、こうした承認の場をつくることこそが、この取り組みの究極の狙いでした。

> 現場も頑張っているし、主任も頑張っているし、看護師長も頑張っていて、看護部長も一生懸命支援しているんだけど……どうしてもしっくりいっていないというのが次長の立場で。つまり主任たちに承認欲求があって……。

　佐藤看護次長は、看護部長が主任たちにどのような役割や機能を期待しているのかを理解する一方で、部署別教育委員会の場では、その方針をどう行動化すればよいのかという主任たちの戸惑いも感じ取っていました。そこで、何とか「次長として委員会のメンバーに効果的な承認をフィードバック」し、「彼女たちの力を今以上に発揮」させる方法はないかと思い悩んでいたときに、宗村看護部長が提案するコンピテンシーという考え方に出会い、**これこそがどのような行動が期待されているのかを的確に主任に伝え、実践をしっかりと承認するための方法論**だと直感的に確信したそうです（図3-6）。

「学校の学び」と「職場の学び」を再考する

　評価会議で生まれた承認の場がどのような意味を持っているのかを考えるために、第2章（☞ p.55）の考察で明らかにした「学校の学び」と「職場の学び」の違いを思い出してください。

　2つの学びには、さまざまな点で大きな違いがありました。「学校の学び」では、関係者の間に「教える」側・「学ぶ」側という明確なアイデンティティの違いがあるのに対し、「職場の学び」では、職場における仲間という、基本

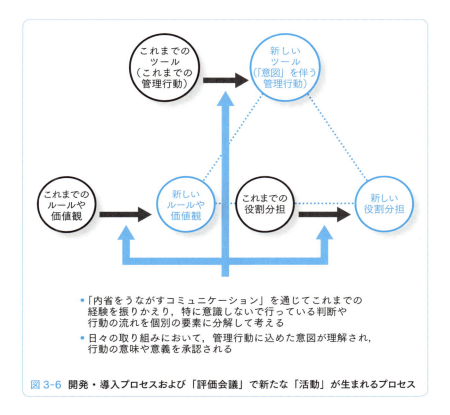

図 3-6 開発・導入プロセスおよび「評価会議」で新たな「活動」が生まれるプロセス

的に同じアイデンティティを持つ者どうしの間に学びが生まれていました。

また、「学校の学び」の対象は、実社会から切り離された技能や知識であるのに対して、「職場の学び」では現実の課題達成が目的であると同時に、十分な学びが得られないことは本人だけの問題ではなく、さまざまな関係者に大きな影響を与えることになります。

このように仕事をする上で必要となる学びの中に大きく質の異なる2つの学びが含まれているというのは、よく考えてみると奇妙な話です。仕事を通じて学びを深めることは、学校制度が生まれる前から行われてきています。従って近代的な学校制度ができる前は、現代の私たちが「学校の

学び」として捉えている学びも職場において学んでいたはずだからです。だとすれば，いま私たちが「学校の学び」として捉えているような，知識や技能を細かく分け，体系化する作業は，それまでどのようにして行われていたのでしょうか？

　また，「職場の学び」にも奇妙な点があります。「失敗（学んでいないこと）」が「本人の問題」ではなく，関係者に損害をもたらすことから，チームや組織の仕事に対する責任感が生まれてくるという点はよく理解できます。しかし，それが必ずしも知識やスキルをつねに向上させ，ときにはあえてリスクを冒して新たなことにチャレンジする気持ちにつながるとは限りません。では，積極的に新たな行動に踏み出すための動機づけは，職場においてどのように生まれてくるのでしょうか？

職場という学習プログラム
「学校の学び」と「職場の学び」をつなぐもの

　文化人類学者のジーン・レイヴと人工知能学者のエティエンヌ・ウェンガーは，「学校の学び」と「職場の学び」を全く異なる２つの学びだと考えることに異を唱えています[15]。２人は（学校教育を通じた学びが存在しない）伝統的な徒弟制度における学びを研究し，新人が一人前の職人になるプロセスの中に２つの学びを統合する状況が生み出されていることを明らかにしました。そのような状況では「学習者（新人）にとって，学習は日常的行為に埋め込まれたものであり，『学習 vs. 仕事』という対立概念は存在しない」と主張したのです[16]。

　ここで，職場の学びを考えるためのモデルとして第２章（☞ p.52～54）で考察した，「最近接発達領域」を思い出してください。職場の学び

---

[15] ジーン・レイヴ，エティエンヌ・ウェンガー：状況に埋め込まれた学習―正統的周辺参加．産業図書，1993．
[16] 中原淳編著：企業内人材育成入門―人を育てる心理・教育学の基本理論を学ぶ．ダイヤモンド社，97，2006．

と成長とは,「誰かと何かに取り組み,対話と振りかえりを積み重ねること」,つまり協働の過程で観察・模倣・省察を行い,「成長の伸びしろ」を実現することでした。

レイヴ&ウェンガーが主張する「日常行為に埋め込まれた」学習,すなわち**状況に埋め込まれた学習**とは,「最近接発達領域」の学びとして検討した,「他者と関わり合い,状況や相手の変化に柔軟に対応しながら観察・模倣・省察を積み重ね」,仕事の意味を「手探り」するプロセスそのものなのです。

では,現代の私たちが「学校の学び」として想像する学びの要素が,たとえば徒弟制度という状況にどのように埋め込まれているのでしょうか。弟子入りしたばかりの新人は,すぐには仕事を任せてもらえません。最初は仕事とは直接関係がないように見える雑用をこなしながら職場全体を観察することだけが許され,次に知識やスキルのレベルが低くても対応可能な小さな仕事が与えられます。そしてだんだんと複雑な,さまざまな関係者と関わり合う必要のある仕事を任せてもらえるようになり,長い修練期間を経て「一人前」と見なされるようになってはじめて,ひとまとまりの仕事を与えられます。

徒弟制度という職場の状況には,このように何年にも及ぶ段階的な「カリキュラム」が埋め込まれているのです。仕事の仲間のコミュニティの中で,「一人前」の正統なメンバーとして認知されるまでの道のりの第一歩は,集団における周辺的で小さな活動への参加が許されることです。そして時が経つにつれてだんだんと十全な参加が認められる仕組み(これを「**正統的周辺参加**」と呼びます)がつくられています。

こうした仕組みが,仕事に取り組む「状況」そのものの中に,身につけるべき知識や技能を(「学校の学び」のように)細分化・体系化し,さまざまな人と関わり合いながら仕事に取り組む過程そのものを,知識や技能を段階的に習得する「プログラム」として機能させているのです。

そのように考えてみれば，私たちの目に「学校の学び」として映る学習のあり方も，本来は「職場の学び」に含まれていたものだということがよく理解できるでしょう。今では教科や科目に分けられ，職場を離れた学校制度の中で，より効率的な形で教えられている知識やスキルも，もともとはきわめて長期間にわたる段階的なプロセス，すなわち「状況に埋め込まれた学習」の中で学ばれていたのです。

"いい仕事"とは？
個人と組織をつなぐもの

　レイヴ＆ウェンガーは，徒弟制度のような仕事仲間の集団には，「個人vs.組織」という対立概念も存在しないと説いています。ともに仕事する仲間たちで成り立つコミュニティの「活動成果と個人の学習成果は一体不可分の関係にあり，学習者個人にとっても，"いい仕事"とは『自分の担当業務をうまく遂行した』という個人レベルのことではなく『共同体にとっての活動目的を達成した』という組織レベルのものとなる」からです[14]。

　しかしそれは，仕事を成し遂げても個人的な満足感を感じないということではありません。周辺的な立場で新人が集団の活動への参加を許されている状態から，「一人前」のメンバーとして十全な参加が認められるまでの間には，仕事仲間のコミュニティにおけるアイデンティティ（集団における自分の価値や役割に対する確信）が変化します。そのようなアイデンティティの変化こそが，能力を向上させ，組織に貢献していく上での動機づけとして働くのです。

　こうした観点から，評価会議で生まれた承認の場の意味を捉えてみると，**上司からの承認がアイデンティティの変化をうながし，さらなる学びとチーム・組織への貢献を動機づける働きを持っている**ことが分かります。また，このような形で意識と行動が変化する過程が，「困難だが可能」なコンピテンシー開発プロセスの一部として機能しているのです。

宗村看護部長がめざした「パフォーマンス評価の基準であると同時に，看護管理者が仕事を通じて学び，成長するためのツール」[6]を実現するためには，佐藤看護次長が語っていた「自分たちがやっていることをきちんと承認してもらいたい」という看護師長，主任のニーズを満たすことで，自分自身の価値や役割に対するポジティブな確信を生み出し，職場での学びと成長を促進すること，つまり「状況に埋め込まれた学習」の環境を整えることが必要になるのです。

"その人が小さくなってしまわないように"
「状況に埋め込まれた学習」を通じたコンピテンシー開発

　こうした承認の場は，評価会議以外の場面でも生まれています。笠松由佳管理看護師長[17]は，たとえば部下がコンピテンシー事例に「スタッフに元気がないので面談をした」と書いてきた場合，まず「なぜ面談したの？」と問いかけるそうです。「ちょっといつもと様子が違ったんです」という返答があれば，これに対して「後回しにすることもできたのに，なぜそこで面接しようと思ったの？」と尋ねます。

　そこで「前にも同じように心配だったスタッフがいたから」とか，「ここで放ったままにしておくとまずい事態になるかもしれないと思ったから」といった答えが返ってくれば，その部下に対してこんなことを伝えるそうです。

> 事例には書かれていなかったことだけど，それは管理者として自分の経験を活かして，考えて，意図して行動しているということなんだよ。

---

[17] 虎の門病院における管理看護師長とは，複数の病棟を管理監督する職位。コンピテンシーの運用においては管理者の一次評価やアドバイスを行う立場。2017年4月現在，笠松氏は看護次長と管理看護師長を兼任している。

> だから自分が何を感じて，どう考えて面談をしようと思ったのかはとても大事なことだから，それを意識して残していくことが大切なんだよ。

　ここには，感じたこと・考えたことの価値や管理者としての役割をしっかりと承認することによって，集団内のアイデンティティを強化し，さらなる学びを促進する環境がつくり上げられています。単に「自分の担当業務」を遂行するのではなく，自分が何を感じ，何を考え，どのように行動するか（自己概念，価値観，態度，思考パターン）が組織への貢献につながることを，メンバーどうしの関わり合いの中で実感できる環境，すなわち「状況に埋め込まれた学習」環境を生み出しているのです。

　こうした「状況に埋め込まれた学習」が，コンピテンシー開発プロセスの一部を成していることを鮮やかに示すエピソードがあります。コンピテンシー事例を書くのに苦労している部下に対して，笠松管理看護師長は「とにかく何でもいいからその場で感じたこと，考えたことをすべて書いてみて。自由に書いて，後は削ればいいんだから」とアドバイスしたところ，たくさんの事柄が盛り込まれた事例が出てきたそうです。さらに，不要な箇所を削り必要な箇所を残す作業を一緒に繰り返し，事例を完成させる経験を経た後は，最初から自分の考えや判断を臆せず記載できるようになり，1人で事例を書き上げられるようになったのです。

> 考えたこと，感じたことを正されてしまうと，自分が考えたこと，感じたことを出せなくなってしまうと思うんです。（略）部下が事例を書けるようにするためには，（その人らしさを）失わせないようにすること，その人が小さくなってしまわないように，考えたこと，感じたことを自由に表現できるようにすることが大切だと思います。

行動を通じて可視化される知識やスキルは比較的容易に身につけることができます。ただし，そうした行動を支える判断や思考（感じること・考えること）は，具体的な状況や人間関係といった現実の課題解決と深く絡み合っているため，つねに正しい「答え」通りに実践できるとは限りません。「意図」を伴う行動が確実な成果に結びつかないこともあります。

　しかし，卓越した成果を生み出す個人の「根源的特性」が失われないように，さらには伸ばしていくためには，自分が考えたこと，感じたことが仕事仲間のコミュニティにおいてどのような価値を持つのかを自覚し，求められる役割を果たすことに対する意識を高める必要があります。こうしたことを学ぶ上で，他者からの承認がきわめて重要な役割を果たすのです。

　この章では，虎の門病院におけるコンピテンシー・マネジメント導入の取り組みを検討し，すでに整備・開発されたツールの導入と定着の過程で，新たな「活動」が生まれてくる条件を探ってきました。

　ここに示されていたのは，開発・整備されたツールを導入し，定着させる取り組みであっても，第2章で検討した，まったく新たなツールをつくり出す試みと同様に，メンバー間に「**内省をうながすコミュニケーション**」をうながし，**ツールの意味や意義に対する理解を促進する必要がある**ということです。

　しかし，この章で検討した組織変革のプロセスにおいては，新たな取り組みを組織全体に溶け込ませ，より効果的に運用していくためには，計画の準備段階や，日々の実践を離れた定例的な機会だけでなく，各職場の日常的な場で**メンバーの実践を承認するコミュニケーションの場をつくり出すことも大切**だということが明らかになりました。こうしたコミュニケーションの場を，組織のさまざまな階層で生み出し，「状況に埋め込まれた学習」の環境を整備することが，新たなツールを活用し，組織に貢献することを動機づける上で，非常に大きな役割を果たしているからです。

笠松管理看護師長の言葉を借りれば，開発・整備されたツールの導入と定着を通じて新たな「活動」を生み出していくためには，「やる気を出させ，モチベーションを上げ，承認して，次のパワーにつながるような」形で，組織変革に取り組んでいくことがきわめて重要なのです。

チョコレートはどこにある？
「状況に埋め込まれた学習」の第一歩

　みなさんは「状況に埋め込まれた学習」の「状況」を，仕事に関連したさまざまな環境に限定して考えていませんか？　ここでいう「状況」には，仕事前や後，さらには仕事とはまったく関係がないようにみえるメンバーどうしの関わり合いやメンバーが置かれた状況など，さまざまな要素が含まれているのです。

仕事を介した人のつながり
　第3章では，伝統的な徒弟制度を，最初は雑用をすることだけが許され，だんだんと複雑な仕事を任されるようになる段階的な「カリキュラム」として説明しました。しかし，この「カリキュラム」は仕事のつながりだけを決めるものではありません。

　同時期に仕事を始めたメンバーどうしは，就業前の雑談の中で仕事への不安や，それに向き合うための態度についての対話を行うことになるかもしれませんし，仕事とは何の関係もない就業後の対話が，いま取り組んでいる仕事の振りかえりへと方向を変えるかもしれません。

　学習が埋め込まれる「状況」を考えるにあたってもっとも大切なことは，仕事を離れた部分も含めて，メンバーどうしがどのように結びつき，その結果メンバー間にどのような対話と学びが生まれる可能性があるのか，という点に目を向けることなんですね。

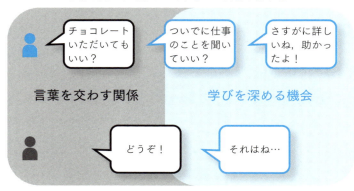

人のつながりに学習を「埋め込む」

　そう考えると，学習を「状況」に埋め込むためには，かならずしも大がかりで特別なことをしなくてもよいということになります。また，仕事とは直接関係のない人と人とのつながりから，職場の学びを深めるきっかけが生まれるという可能性も考えられます。

　ある市役所に勤めるマネジャーは，同じフロア内のさまざまな課が，課の垣根を越えて対話する機会に恵まれていないことを不満に思っていました。そこで，こうした状況を変えるために，それまではお茶室に集められていたお菓子を，チョコレート，ガム，キャンディ，せんべいなどの種類に分け，それぞれをフロア内の異なる課に分散して置くようにしたそうです。

　すると，「チョコレートが食べたいな」と思ったら，それが置かれた課まで取りに行かなければならなくなります。もちろん何も言わずに持ち去るわけにはいかず，そこでちょっとした，他愛もない言葉を交わすことになります。でも，そのうちに少しずつ仕事に関連した会話をする人も出てきて，やがてはチョコレートをもらいに行く「ついでに」仕事に関連した質問をする人があらわれるようになります。その頃には，課の垣根を越え

て気軽に対話できるメンバーどうしの関係性が生まれていたそうです。

さりげない言葉で承認する

　第3章では，学びを深めチーム・組織に貢献することを動機づける他者からの承認が，「状況に埋め込まれた学習」で大きな役割を果たすと述べました。ここで，承認することは「ほめる」ことである—そう思ってしまうと，このマネジャーの例では，そうした動機づけが行われていないように感じられるかもしれません。しかし，誰かから承認されるというのは，仕事の仲間の中で自分の価値や役割を認めてもらうことなので，必ずしも「ほめられる」必要はないのです。

　チョコレートをもらいに行き，仕事に関する質問をしたら，その課のメンバーが詳しく説明してくれたとすれば，みなさんは「ありがとう」と返すでしょう。「さすがに詳しいね。助かったよ」と言う人もいれば，「なるほど。そういう手があったか！」と驚くことがあるかもしれません。相手の考えや行動に対してこうした反応を返すことが，仕事仲間の一員としての価値や役割を承認するということであり，そうしたメンバー間の関係性をつくり出し，維持・強化することが，学習を「状況」に埋め込むための第一歩なんですね。

「活動」の矛盾と組織変革のプロセス

これまでのまとめと今後の展望

　ここで，これまでの考察から明らかになったことを整理してみましょう。議論の出発点は，個人の「行動」としてあらわれる看護実践の背後には，チームや組織，コミュニティでつくられるさまざまな社会的・文化的な力が働いているということでした。

　こうした力が個人の意識に内面化され，バランスを保つことで，集団の「活動」が安定的に機能します。従って，組織を変革するということは，単にメンバーの行動を変えるだけでなく，1人ひとりのメンバーがそれまでの行動を振りかえり，新たな取り組みの意味や意義に対する理解を深めることによって，ルールや価値観，役割分担といった行動を支える要素の認識も変化させる必要があるのです。

新たな「活動」を生み出すことを「学ぶ」

　ここで重要な役割を果たすのが「**拡張による学習**」でした。「拡張による学習」とは，現在の「活動」システムを拡張し，新たな「活動」を創造するプロセスから生まれる学習のことです（図4-1）。各メンバーが自分自身の仕事を見つめ直すとともに，組織として取り組む新たな実践の意味や意義を探り，行動を大きく変えることから生まれる実践的な学びを指し

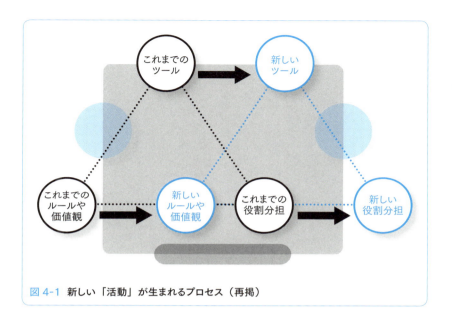

図 4-1 新しい「活動」が生まれるプロセス（再掲）

ています。

　山住によれば，「拡張による学習」には以下のような特色があります。

> 「どうやって A から B に達するか」といった短期的な目標達成の手段やテクニックや段階の学習以上のものであり，「与えられた仕事をこなす」というレベルから，「なぜ，私たちは B ではなく A にいるのか」（略）といった問いかけのもと，「システムを変え，新しくデザインする」というレベルでの学習となるのである[1]

1　山住勝広：ネットワーキングからノットワーキングへ―活動理論の新しい世代．（山住勝広，ユーリア・エンゲストローム編：ノットワーキング―結び合う人間活動の創造へ．新曜社，34-35，2008．）

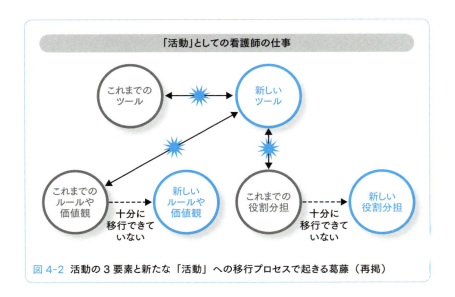

図 4-2 活動の 3 要素と新たな「活動」への移行プロセスで起きる葛藤（再掲）

新たなツールに対して生じる反発や抵抗

　この過程で，さまざまな葛藤や軋轢が生じる可能性があります。新たな「活動」を生み出すためには，慣れ親しんだ行動を変える必要があるため，メンバーの中に新たなツールに対する反発や抵抗を感じる人が出てくるかもしれないのです。

　こうした反発や抵抗は，これまでの枠組みのもとで新たなツールを意味づけることから生まれてきます。これまでのルールや価値観と新しいツールとの間に衝突が起きたり（PNS が「若手を甘やかす教育手法」として受け止められる，など），これまでの役割分担と新たなツールとの間で葛藤が生じたりする状況（研修がどういうものなのかを知らないメンバーが，研修プログラムの準備ならびに講師役を命じられて大きな戸惑いを覚える，など）が引き起こされる可能性もあります（図 4-2）。

内省をうながす機会の重要性

しかしメンバーの中には，新たな取り組みに新しい意味や意義を見出す人もいるはずです。従って，組織変革の取り組みにおいては，取り組みに新たな意味を見出すメンバーに注意を払い，メンバーどうしの対話を促進し，「内省をうながすコミュニケーション」を生み出すことで，抵抗や反発を感じているメンバーが自分の考え方や行動についての内省を深める機会をつくることが大切になります。

つまり，「拡張による学習」を実現するためには，手段やテクニックや段階を知ることではなく，**自分自身が取り組む仕事の意味を問い直し，集団の「活動」としての看護実践の「システムを変え，新しくデザインする」**ことを学ぶ必要があるのです。

集団の「活動」がはらむ矛盾とダブルバインド状況

第1章（☞ p.36〜37）で指摘したように，第2・3章で検討した2つの事例には明確な違いが存在しています。庄原赤十字病院における「県民の森研修」の導入では，何かをせざるを得ない状況が生まれたことをきっかけに，新たなツールを生み出す取り組みが始まっていました。これに対して，虎の門病院のコンピテンシー・マネジメントの導入では，すでに開発・整備された先行ツールを組織に定着させることが取り組みの課題になっていました。

こうした違いにはどのような意味があるのでしょうか？　2つの事例では，異なる形の「拡張による学び」が生まれているのでしょうか？　この点を明らかにするために，まず第2章の庄原赤十字病院の事例に描かれていた「何かをせざるを得ない状況」を，集団の「活動」がはらむ矛盾という観点から考察してみましょう。

集団の「活動」がはらむ矛盾と新たな「活動」

　エングストロームによれば，集団の「活動」はさまざまな矛盾をはらんでいます。しかしこうした矛盾は，つねに「活動」を停滞させるわけではなく，むしろ「質的に新しい活動の段階と形式が，先行する段階や形式の矛盾を解決するものとして」立ちあらわれるきっかけにもなります[2]。

　第1章の福井大学医学部附属病院と第2章の庄原赤十字病院で生まれていたのは，まさにこうした状況でした。福井大学医学部附属病院の事例では，インシデントの発生によって，何らかの対策を講じる必要性が認識される一方で，これまで通りの看護提供方式による対策では，インシデントを確実に防止できない可能性があるという矛盾が生じていました。庄原赤十字病院の例では，ラダー導入に向けた継続教育・新人教育の体制づくりの必要性は認識しながらも，病院の立地という制約条件のもとでは，これまでのように外部講師を招聘することが困難であるという矛盾が，新たな「活動」を生み出すきっかけになっていました。

矛盾が引き起こす認識の変化

　では，こうした矛盾がどのように個人の内面に認識の変化を引き起こすのでしょうか？　さらに，そこで生じた認識の変化が，どのようなプロセスを経て行動の変化に結びつくのでしょうか？

　エングストロームによれば，矛盾によって個人の内面に引き起こされる認識の変化とは，ベイトソンが主張する**ダブルバインド状況**にほかなりません[3]。バインド（bind）は「縛られた，拘束された」という意味を持つことから，ダブルバインド状況とは出口をすべて塞がれた状態，すなわち「緊密な関係の中に巻き込まれ，互いに他を否定する2つのメッセージ，も

---

[2] ユーリア・エンゲストローム著，山住勝広ほか訳：拡張による学習―活動理論からのアプローチ．新曜社，95，1999.
[3] グレゴリー・ベイトソン著，佐藤良明訳：精神の生態学．思索社，1990.

しくは命令を受ける」状態によって引き起こされる，大きな精神的苦痛を伴う心理状態を指しています[4]。

ベイトソンは，ダブルバインド状況を以下のような例で説明しています。ある母親が，たとえば望まない子どもを生んだという後悔の念を抱いており，子どもが自分に近寄ってくると不安や敵意の感情がわき上がり，反射的に身を引いてしまう，という状況を想像してください。その母親がわが子に対する不安や敵意という自分の感情を否定するため，むしろ子どもへの愛情を強調する態度をとってしまうという場合，この母親は子どもにとってのダブルバインド状況を引き起こすことになります[5]（図4-3）。

自分への愛を強調する母親の態度を，「こちらにおいで」というメッセージとして理解し，子どもが母親に近づくと，こんどは「こちらに来るな」という正反対のメッセージ（たとえば母親が示す身体のこわばり）を受け取ることになります。

一方で子どもが母親に近づこうとしないことは，親からの愛情を否定していることになってしまいます。このように，「互いに他を否定する二つのメッセージ」の板挟みの状況に追い込まれ，大きな精神的苦痛を受けるのです[6]。

第1章で検討したPNSの導入，第2章で検討した「県民の森研修」の導入の事例では，まさにこうしたダブルバインド状況が存在していたと考えることができます。何もしないわけにはいかないが，これまで通りの行動をとっても望んだ状況は実現しないことも分かっているという，相反する認識の板挟みが大きな精神的苦痛を伴う認識の変化を引き起こしていたのです。

---

[4] 前掲書1），166．
[5] この状況は，第2章で検討した最近接発達領域との関連で考えることもできる．第2章では，小さな子どもが母親との関係の中で，自分が発した「りんご」という音の意味を事後的に学ぶプロセスとして最近接発達領域を説明した．ダブルバインド状況は，こうした行動と推測を繰り返す過程で，相手から矛盾したメッセージを受け取ることになるため，つねに認知的な混乱が引き起こされる状況だといえる．
[6] 前掲書2），301-303．

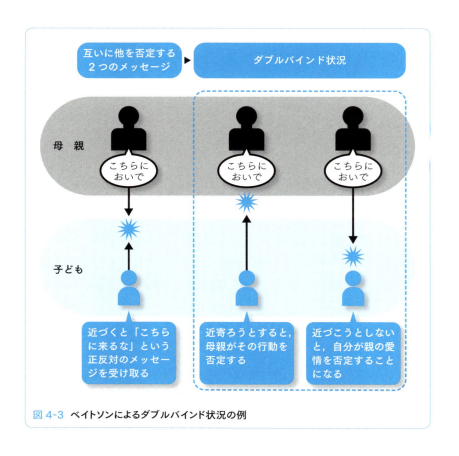

図 4-3　ベイトソンによるダブルバインド状況の例

「活動」の矛盾が露呈する
ダブルバインド状況から新たな「活動」が生まれる第1の条件

　エングストロームが述べているように，「活動」がはらむ矛盾から「質的に新しい活動の段階と形式」が立ちあらわれることがあるとすれば，ダブルバインド状況によって引き起こされる心理状態が，どのようにして新たな行動を生み出すのでしょうか？

　ベイトソンが挙げている例では，子どもが母親との間のダブルバインド

表 4-1 ダブルバインド状況を回避するための「抜け道」の例

	①相手の言葉を疑う	②言葉の意味を表面的にしか解釈しない	③一切のコミュニケーションを避ける
ベイトソンの例における子どもの行動の場合	母親の言葉をすべて疑うことで,自分の願いが裏切られることを避ける	母親が「こちらにおいで」と指さしたところまでは近寄るが,母親には近づかない	母親とのすべてのコミュニケーションを避ける
仕事そのものの価値と仕事の金銭的価値に食い違いが生じる場合	どれだけ頑張って仕事に取り組んでも,まだまだ不十分であると思い込む	仕事の指示を表面的に解釈し,「やらなければいけないことは全てやった」と考える	仕事に取り組むこと自体を避ける(バーンアウト)

グレゴリー・ベイトソン:精神の生態学. 思索社, 299-300, 1990 を参考に筆者作成

状況を脱するためには,より広い視野から母親との関係を捉え直し,母親の「愛」が装われたことを受け入れる必要があるでしょう。しかしそのためには,それまで自分が慣れ親しんできた(信じ続けようとしてきた)前提条件を否定する必要があります。つまり,母親の優しさが偽りのものではない(そうあってほしい)という自分自身の強い思いを否定しなければならないのです。従って,ダブルバインド状況がもたらす精神的苦痛を脱するためには,それまでの自分自身の認識や行動パターンを根本的に変えるという,新たな種類の精神的苦痛を乗り越えなければならないのです[4]。

ダブルバインド状況の「抜け道」

しかし,人はこうした「苦境に対する自己防衛」のために,無意識的にダブルバインド状況からの「抜け道」を用意することがあります。表4-1のように目の前の状況の意味づけを歪め,ダブルバインド状況が意識に上ることを避けようとするのです[7]。

①相手の言葉を疑う(猜疑心を増大させ,相手のあらゆる言葉の裏に,

---

[7] 前掲書1), 298.

望ましくない意味があると思い込む），②言葉の意味を表面的にしか解釈しない（相手が自分に言うことを，すべて字句通りに受け取り，裏の意味をまったく解釈しない），あるいは③一切のコミュニケーションを避ける（相手とのあらゆるコミュニケーションに対して身を閉ざす）といった方法で，ダブルバインド状況自体を「なかったものにする」ような防衛的な構えが病的な段階にまで高まると，統合失調症を引き起こす要因にもなり得るとベイトソンは主張しています。

　もちろん職場において防衛的態度がこうしたレベルにまで高まることはめったにありません。しかし仕事の場でも，状況がはらむ矛盾から無意識的に目を逸らそうとする意識が働くこと自体は珍しくないのです。

　現代のあらゆる仕事は，仕事そのものの価値と，仕事の金銭的価値の食い違いという潜在的な矛盾をはらんでいます。表 4-1 下部に示しているように，たとえば看護実践を通じて患者や患者家族の QOL が向上するという（仕事そのものの）価値と，その仕事に支払われる対価（仕事の金銭的価値）との間に食い違いが生じると，患者・患者家族に対して何もしないわけにはいかないが，その労働に対する報酬が十分ではないことも分かっているというダブルバインド状況が生じてきます。

　こうした状況では，自分の仕事がまだまだ不十分であると考えたり，指示されたことを表面的に解釈し，やるべきことはすべて行っていると判断したり，あるいは仕事に向き合うこと自体をやめることによって，ダブルバインド状況と直面する（ダブルバインド状況の存在を認める）ことを避けようとする意識が生まれる可能性があるのです。

　そのように考えれば，ダブルバインド状況から新たな「活動」を生み出すための第 1 の条件が明らかになるでしょう。すなわち，「活動」の矛盾が露呈し，**ダブルバインド状況に直面せざるを得なくなるきっかけが必要**になるということです。第 1 章で検討した PNS の導入と，第 2 章に描かれた「県民の森研修」の導入という 2 つの事例を思い返してみれば，イ

ンシデントの発生や，新人看護職員の卒後臨床研修の努力義務化への動きといった状況の変化が，それまでの「活動」に潜む矛盾を顕在化させ，ダブルバインド状況に向き合わざるを得ない状態を生み出していたのです。

まったく新しいアイデア・行動を試す
ダブルバインド状況から新たな「活動」が生まれる第2の条件

　ダブルバインド状況から新たな「活動」を生み出すための第2の条件は，新しいアイデアや技術，メンバー間の対話を通じて，新たなツールがつくり出される（新たな試みが行われる）ことです。「困難に直面したときに，ほとんど救命ブイとして現れ」「拡張的な解決に導く未知に向かうスターターないしはヒント」として働くことになるツールのことを，エンゲストロームは「**スプリングボード（踏み台）**」と呼んでいます[8]。

　踏み台を使って，どれだけ高く，どこまで跳ぶことができるのかは，実際に跳んでみるまで分かりません。これと同様に，スプリングボードは新たな行動の「スターターないしヒント」として働くものの，それが最終的にどのような「活動」に結びつくことになるのかは，行動を起こしてみなければ分からないのです。

　スプリングボードは，すでに他の状況で使われているアイデアや技術を，「ルールの例外として」目の前の状況に適応するところから生まれてきます。PNS導入の事例では，委員会活動で試みていたペア体制を看護提供方式に当てはめることがスプリングボードとして働いていました。庄原赤十字病院の院内研修では，外部講師が行っていた研修を看護職員が院内で行う形にするというスプリングボードがきっかけとなって，新たな「活動」が生まれてきています。

---

8 前掲書1），285-287.

スプリングボードから新たな「活動」が生み出されるプロセス

　このように，スプリングボードは，最初は「個人的な……特殊な現象として，あるいはルールの例外としてあらわれる」考え方や行動です。しかしそれは，さまざまな変化を繰り返しながら，最終的には組織のすべてのメンバーが共有する一般的な考え方や行動へと大きく変貌します。その過程こそが，「拡張による学習」を通じて新たな「活動」を生み出すプロセスなのです[9]。

　福井大学医学部附属病院の事例では，看護提供方式にペア体制を採り入れた後で，このツールに「ワーク・ライフ・バランス的なメリット」があることや，ペアによる看護提供方式を運用するためには多くの業務改善が必要だということが分かってきました。このように「スプリングボード」は，行動に踏み出した後に新たな意味づけや形態を生み出しながら，異なる「活動」へと姿を変えていくのです。

　また，「スプリングボード」には慣れ親しんだ認識・行動を変えることから生じる精神的な苦痛を和らげる働きもあります。最初から全面的に考えを改めるのではなく，これまでとは異なるツールの力を借りて行動に踏み出し，当初想定していなかった結果を目の当たりにすることによって，行動の意味や意義についての学びを事後的に深めることができるのです。

　つまり「スプリングボード」は，第2章で検討した**最近接発達領域**（☞p.52〜55）の学びをうながすことによって，メンバーの意識と行動を新たな「活動」へと徐々に移行させる手助けになるのです。庄原赤十字病院でのインタビューにおける「やってみんと分からんということが分かる」という発言は，まさにスプリングボードを契機に新たな「活動」が生まれるプロセス（ならびにその過程で生じた自分自身の内面の変化）を鮮やかに表現したものだといえるでしょう。

---

[9] 前掲書1），95.

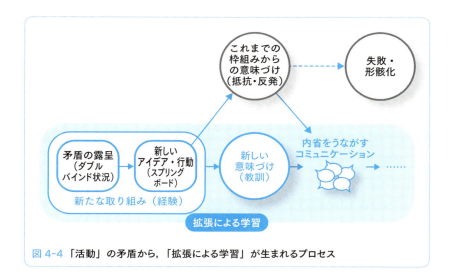

図 4-4 「活動」の矛盾から,「拡張による学習」が生まれるプロセス

　このように,ダブルバインド状況から新たな「活動」が生まれるためには2つの条件が必要です。まず,「活動」に潜む矛盾が明らかになり,**ダブルバインド状況がしっかりと認識されること**,そしてこの状況を生産的に打開するために,**まったく新たなアイデアや技術に基づいた取り組み(スプリングボード)が試みられること**です。

　PNS 導入と「県民の森研修」導入という2つの事例に示されていたのは,まさにそうした試みをきっかけに,当初は計画推進者でさえ認識していなかった取り組みの意味や意義が次第に明らかになり,その取り組みをさまざまな形で変更・修正するプロセスを通じて,新たな「活動」が生み出されたということなのです(図 4-4)。

「活動」の矛盾はどのように露呈するのか？
第１のレベルと第２のレベルの矛盾

　矛盾が露呈し，「何かをせざるを得ない」状況が生まれることが，PNS導入と「県民の森研修」導入の取り組みにおいて新たな「活動」を生み出す原動力だといえます。では，そのような状況が生まれる前に，すでに開発・整備された先行ツールを組織に定着させる試みとして取り組まれた，第３章の虎の門病院のコンピテンシー・マネジメントの導入では，「活動」が内包する矛盾とは無関係なところで新たな「活動」が生まれていたのでしょうか？

　こうした新たな「活動」のあらわれ方の違いに関する理解を深めるためには，**「活動」に潜む矛盾にはさまざまな形態がある**ということを知る必要があります。エンゲストロームによれば，「活動」の矛盾は４つの異なるレベルで生まれてきます。こうした異なるレベルの矛盾には，それぞれどのような特徴の違いがあるのでしょうか？　そして異なるレベルの矛盾が，どのようにして新たな「活動」のあらわれ方の違いを生み出すのでしょうか？

◉第１のレベルの矛盾とは？

　第１のレベルの矛盾とは，先に触れた，仕事そのものの価値と仕事の金銭価値の食い違いから生まれる矛盾です（図4-5）[10]。このレベルの矛盾は，たとえばある看護実践が患者にとって大きな意味を持つことは明らかだが，診療報酬の項目には含まれないという状況から生まれてきます。その結果，患者のためには実施したいが，コストの観点からは困難だという認識の板挟み，つまりダブルバインド状況が引き起こされるのです。

---

[10] 前掲書2），91．

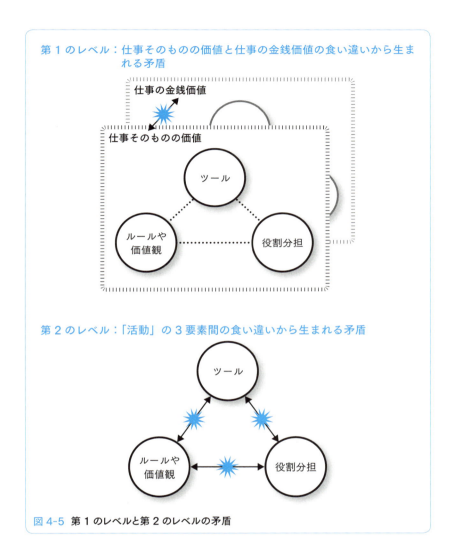

図 4-5　第 1 のレベルと第 2 のレベルの矛盾

●第 2 のレベルの矛盾とは？

　エングストロームは，第 2 のレベルの矛盾について，「(「活動」を成り立たせる 3 要素の）各項目どうしの間に現れる矛盾」だと述べていま

す[11]。このレベルの矛盾は，ツール，ルールや価値観，役割分担という「活動」を構成する3要素間の食い違いから生まれてくるのです。

　容態が悪化した患者に対して適用可能なツールがあったとしても，そのツールの使用が医療行為として規定されているため，医師が到着するまで処置ができないという状況は，ツール（が持つ機能）と役割分担のズレによって生み出された第2のレベルの矛盾として捉えることができます。

第1と第2のレベルの矛盾のつながり

　第1のレベルの矛盾は，医療・看護分野だけでなく，現代の多くの仕事に共通しています。また，先述したように，人は矛盾に直面することを無意識的に避ける傾向があるため，このレベルの矛盾が存在していても，つねに差し迫った状況が引き起こされるわけではありません。このため，ダブルバインド状況が生じるためには，このレベルの矛盾に加えて，第2のレベルの矛盾が露呈する必要があります。その結果，新たな「活動」に導く行動が生まれてくるのです。

　そうした点から考えてみれば，PNS導入や「県民の森研修」導入における，インシデントの発生や新人看護職員研修の努力義務化への動きといった状況の変化は，第2のレベルの矛盾を露呈させ，これをきっかけに「個人的な……特殊な現象として，あるいはルールの例外としてあらわれる」考え方や行動（スプリングボード）が生まれてきた，ということになるでしょう。

　「活動」の矛盾が露呈する，ということは，潜在する第1のレベルの矛盾に加え，第2のレベルの矛盾が明確化されることを意味していたのです。

---

[11] 前掲書2），93．

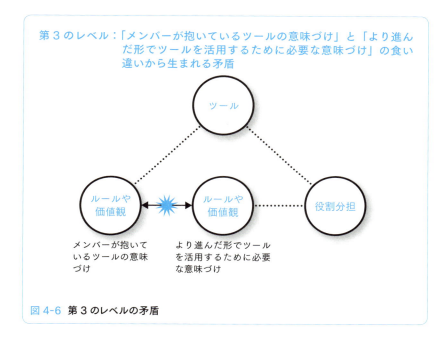

図 4-6　第 3 のレベルの矛盾

「活動」の実践範囲を広げるには？
第 3 のレベルの矛盾

　では，第 3 のレベルの矛盾とはどのようなものなのでしょうか？　このレベルの矛盾（図 4-6）は，より進んだ形態の「活動」におけるツールの目的や意味づけが，メンバーに十分に浸透していない状態から生まれてきます[9]。

　たとえば目標管理というツールを導入したものの，それが形骸化し，十分に効果を発揮できていない状況があったとします。この状況下で制度を真に有効に活用するため，管理者がメンバーの意識変革を試みているものの，新たに導入した仕組みの意味や意義がなかなか浸透しないという場合，ここには第 3 のレベルの矛盾が生じていると考えることができます。

この状況では，ツールに対してメンバーが抱いている意味づけ（目標設定シートを作成し，上司との面談を受ける）と，より進んだ形でツールを活用するために必要な意味づけ（目標管理の仕組みを通じて，自分が取り組んでいる仕事を振りかえり，新たな行動を模索し，その結果を自分なりに評価する）との間に生じるズレが矛盾を引き起こしています。

　このレベルの矛盾は，じつはPNS導入のプロセスにおいても生まれていました。消化器外科病棟で生まれたペア体制の看護提供方式を他の病棟に拡大する過程で，「導入開始から1年ほど経っても目立った成果が出なかった病棟」があったということが，このレベルの矛盾の存在を示唆しています。ここでは，ツールとしてのPNSの実践範囲を拡大する過程で，他病棟のメンバーが，より進んだ形でのツールの意味づけを共有できていない状況が生まれていた，つまり第3のレベルの矛盾が存在していたことを意味しているのです。

第2と第3のレベルの矛盾のつながり

　第3のレベルの矛盾は，新たな「活動」の規模を拡大する過程で起きる抵抗や反発の性質を考えるためのヒントを与えてくれます。第1章（☞p.27〜29）の考察で示したように，新たな「活動」に関わる関係者や実践範囲を拡大するためには，「活動」の新しい意味づけを共有するメンバーを増やす必要があります（図4-7）。しかしこの「仲間づくり」の段階で働きかけるメンバーは，抜き差しならない状況に直面し，それまでの自分自身の認識を見つめ直す契機となる第2のレベルの矛盾を経験していません。従って，この段階で生まれてくる抵抗や反発は，使い始めたツールに対してメンバーが抱く意味づけと，より進んだ形でツールを活用するために必要な意味づけとの間の認識のズレ，すなわち第3のレベルの矛盾から生まれてくるのです。

　このような視点から，PNS導入の際に第3のレベルの矛盾が生まれて

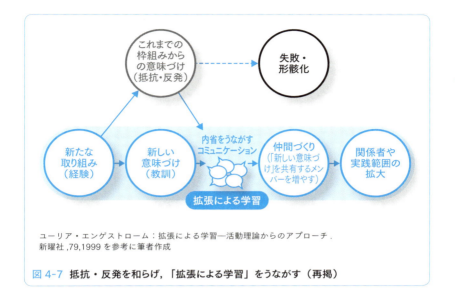

ユーリア・エンゲストローム：拡張による学習―活動理論からのアプローチ．新曜社,79,1999 を参考に筆者作成

図 4-7 抵抗・反発を和らげ，「拡張による学習」をうながす（再掲）

いたことの意味を捉えれば，まったく新たな「活動」を生み出す試みも，その実践範囲を拡大する過程では，すでに開発・整備されたツールの定着を図る試みに変化するということを示唆しています。

従って，第2・3章で検討した2つの事例は，質的に異なる形で「活動」が生み出されていたのではなく，まったく新たな「活動」が生まれるまでの状況と，新たな「活動」の実践範囲を拡大していく状況という，集団の「活動」の生成と拡大という一連のプロセスで生まれる，2つの異なる局面をあらわしているのです。

第3のレベルの矛盾から新たな「活動」を生み出すには？

では，第3のレベルの矛盾は，どのように解消されるのでしょうか？
第3章で検討した，虎の門病院におけるコンピテンシー・マネジメントの導入プロセスを例に考えてみると，コンピテンシー・モデルという新たなツールの意味や意義を開発メンバーが真に実感できるようになるまで

には，「メンバーの1人ひとりが混沌とした自分自身の経験を振りかえり，そこで考えたこと，感じたことをメンバー間で足し合わせ，つなぎ合わせたものが，導入すべき『型』と結果的に『一致している』という確信」を抱く必要がありました。

　ここに示されているのは，第3のレベルの矛盾を解消し，「活動」の実践範囲を拡大するためには，第2のレベルの矛盾（この場合は，学力以外の能力を判断する必要があるが，どのような基準で判断すればよいのか分からない，という状況から生まれる矛盾）に直面した経験のないメンバーが，このプロセスを事後的に追体験する必要があるということです（図4-8）。

　そのためには，「内省をうながすコミュニケーション」の場を整えることによって，あたかも先行ツールが存在していないかのように，混沌とした状況と向き合い，結果的に活用するツールに合致する行動や認識の枠組みを探し求めることがきわめて重要な役割を果たします。

　イントロダクション（☞ p.7〜9）で指摘したように，組織変革の本質は，決まった「型」に合わせることではなく，組織・職場の特性に合わせて柔軟に変更・修正を行い，さまざまな形でメンバーに働きかけることによって変化をリードすることです。これまでの考察から明らかなように，そこで求められるメンバーへの働きかけとは，第3のレベルの矛盾を解消し，新たな制度や仕組みを組織に定着させるために，メンバーが一（いち）からツールをつくり上げるプロセスを追体験する場，すなわち「内省をうながすコミュニケーション」の場を整えることなのです。

第4のレベルの矛盾
「活動」領域間に「結び目」をつくるための条件とプロセス

　第1章で示したように（☞ p.36〜37），これから第5・6章で検討する事例は，「活動」システム内ではなく，複数の「活動」領域間に新たなツー

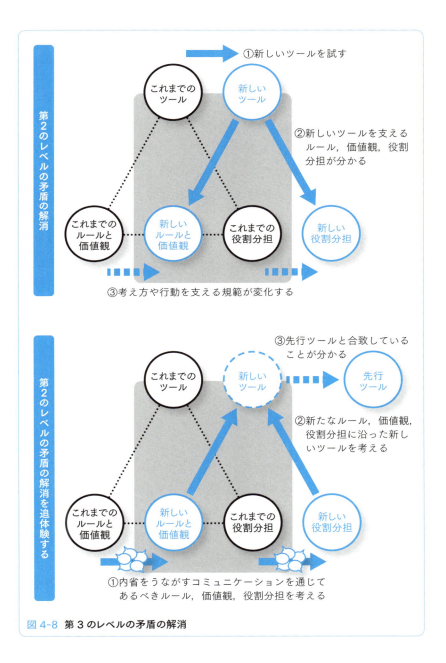

図 4-8 第 3 のレベルの矛盾の解消

ルを定着させる取り組みです。こうした取り組みの性格の違いは，新たな「活動」を生み出すプロセスにどのような変化をもたらすことになるのでしょうか？

　複数の「活動」領域間に新たなツールを定着させ，「活動」間の結びつきを生み出す過程で生まれてくるのが，第4のレベルの矛盾です（図4-9）。それは「中心的活動と隣接する活動との間に，その相互作用を通じて出現する矛盾」であると，エングストロームは語っています[2]。

　ここで，第3のレベルの矛盾を思い出してください。第3のレベルの矛盾は，より進んだ形態の「活動」ツールの目的や意味づけが組織内のメンバーに浸透していない状態から生まれてきていました。従って，第4のレベルの矛盾は，第3のレベルと同様の状況が，異なる「活動」間で生まれている状況だと考えることができます。「活動」の実践領域を広げる過程で，中心的な「活動」の目的や意味づけが，隣接する，性格の異なる「活動」を担うメンバーに浸透していない状況から生まれてくるのです。

今後の考察の焦点

　第5章で検討する慶應義塾大学病院のEBP導入のプロセスは，看護の実証研究を担う「活動」，実証研究のデータベース環境を維持・管理する「活動」，情報インフラを整備する「活動」といった，看護組織の外にある複数の「活動」を臨床での実践に結びつけるEBPというツールを組織内に取り込み，1人ひとりのメンバーの実践を支え，ルールや価値観，役割分担を内在化する試みです。従って，**隣接する「活動」間で，ツールの意味や意義をメンバーが共有できるかどうか**，すなわち第4の矛盾の解消が取り組みの成否を分けることになるでしょう。

　第6章で取り上げる荻窪病院における在宅療養移行支援も，医療・介護・福祉といった性格の異なる「活動」間に「結び目」をつくり出し，地域全体で患者・家族にとって満足度の高い生活を支援するためのネットワーク

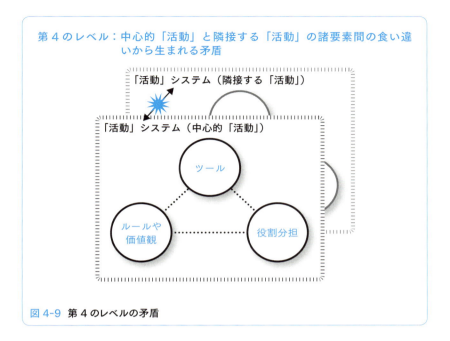

図 4-9　第 4 のレベルの矛盾

を構築する取り組みの一部であることから，ここでも第 4 の矛盾を解消できるかどうかが取り組みを左右することになるでしょう。

　従って，今後の章での考察の焦点は，第 4 のレベルの矛盾を解消するための働きかけが，第 3 のレベルの矛盾を解消するプロセスとどのように異なっているのか，そのために誰がどのような役割を果たす必要があるのかということになります。こうした点を念頭に置いて，これからの事例を検討していくことにしましょう。

PART ❷
「活動」の範囲を広げる航海術

第5章

「活動」の実践範囲を広げる

慶應義塾大学病院におけるEBPの導入

　この章では，慶應義塾大学病院におけるEBP導入の取り組みを検討します。EBP（evidence-based practice）とは，「臨床意思決定に向けた問題解決手法」のことです。看護の文脈では，看護研究における最新の知見，現場の看護師の専門的知識と判断，そして患者のニーズや価値を統合する仕組みをつくり，臨床実践に反映するための取り組みを意味しています[1]。

　慶應義塾大学病院看護部では，看護の質保証をめざしたこれまでの取り組みを拡張する形で，2013年からEBPに取り組んでいます。看護ケアの「実践と並行して評価を行い，その評価を次のケアに活かす活動が体系的に行われる」ための組織的な支援体制を整備し，「実践レベルで（EBPが）浸透することによりPDCAサイクルが回り，エビデンスを活用できる組織に変えていく」ことが狙いです[2]。

　これは看護部主導の取り組みですが，その狙いは臨床での看護実践だけでなく，看護の実証研究，実証研究データベースの維持・管理，情報インフラの整備といった複数の「活動」領域間に新たなツールを定着させることです。この取り組みは，これまで検討してきた新たな「活動」の生成プロセスとどのような点で違っているのでしょうか？　また，この取り組みの過程で起きる課題を解消するためには何が必要になるのでしょうか？

1　ICN（国際看護協会）：格差の解消：エビデンスから行動へ．ICN，4，2012．
2　杉浦なおみ：看護の質保証に向けて―根拠に基づいた実践を可能にする教育支援体制の整備．千葉大学大学院看護学研究科修士研究報告書，2，2013．

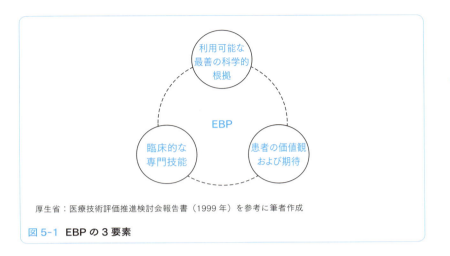

厚生省：医療技術評価推進検討会報告書（1999年）を参考に筆者作成

図 5-1 **EBPの3要素**

EBPとは？

　慶應義塾大学病院における組織変革の特徴や，そこで起こりうる問題について考える前に，まずは活動の3要素におけるツールとしてのEBPの特質を明らかにしましょう。EBPという考え方は，1991年にゴードン・ガイアット教授を中心とするカナダ・マクマスター大学の研究グループが提唱したEBM（evidence-based medicine：根拠に基づく医療）という概念から生まれてきました。EBMは，信頼性の高い科学的根拠に基づき，臨床的専門技能をもとに患者の個別性を見きわめ，患者の価値観を反映した医療サービスを提供するための意思決定支援の考え方・仕組みとして提唱されました。この概念は，その後のチーム医療の発達とともに，現在ではさまざまな臨床実践を包括する概念としてEBP（根拠に基づく実践）と呼ばれるようになります（図5-1）。

　1990年代に欧米を中心に広まったEBPは，1990年代末には日本でも大きな注目を集めるようになり，現在の厚生労働省も，1999年からEBP

に沿った診療ガイドラインの作成を開始しています。EBP をテーマに開催された 2001 年の日本看護管理学会セミナーでは，「これまでの看護管理には言語化されていないことが多かった」という認識のもと，「EBP がその言語化のためのツールとして用いられる可能性」が指摘されていることからも分かるように，2000 年代以降は看護分野においても EBP に大きな関心が寄せられるようになりました[3]。

エビデンスの信頼性とは？

エビデンス（科学的根拠）に基づく実践というと，「それは昔からやっていることなので，あえて EBP を行う必要はないのでは？」と思われるかもしれません。たしかにナイチンゲールが「看護は 1 つの芸術『an art』であり，それを実際的かつ科学的な，系統だった訓練を必要とする芸術である」[4] と述べているように，看護実践を科学的根拠に基づいて行うという考え方自体は何ら新しいものではありません。

しかし私たちが普段使っている「根拠」という言葉には，「事実を立証するもの，ならびに何かを信じるに足る理由を与えるものすべて」，つまり質的なものから量的なものまでを含むエビデンスの連続体が含まれています（図 5-2）。これに対して，研究者にとって科学的に厳密な根拠とは，「科学的に妥当な方法論に沿って生み出された，体系的で再現性の高い手法を使用すること」を意味しています[5]。

EBP の主張は，あの患者ではうまくいったが，この患者ではうまくい

---

[3] EB Nursing 編集室：学会・セミナー REPORT—看護管理における EBP（Evidence-Based Practice）. EB Nursing, 1（1），108，2001.
[4] フローレンス・ナイチンゲール著，薄井担子訳：看護部の訓練と病人の看護. ナイチンゲール著作集第 2 巻，現代社，97，1974.
[5] Lomas, J., et al.: Conceptualizing and Combining Evidence for Health System Guidance: Final Report. Canadian Health Service Research Foundation, 1, 2005.

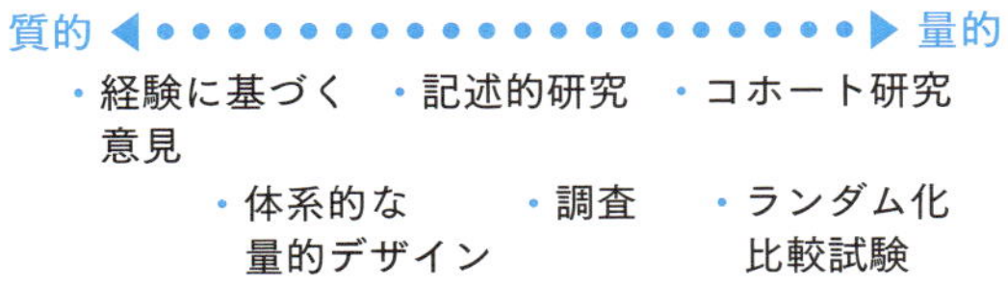

```
質的 ◀●●●●●●●●●●●●●●●●●●●▶ 量的
    ・経験に基づく  ・記述的研究  ・コホート研究
     意見
       ・体系的な      ・調査     ・ランダム化
        量的デザイン              比較試験
```

ICN（国際看護協会）：格差の解消：エビデンスから行動へ．ICN，4，2012．

図 5-2 エビデンスの連続体

かなかったという統計的なバラつきのない，より信頼性の高い実証研究[6]に基づいた臨床実践を行う必要があるということなのです．

分散＝共有型の「多重化する活動の場」としてのEBP

こうしたEBPの主張を支えているのは，ICT（情報通信技術）の発達と情報インフラの整備という，研究と臨床を取り巻く大きな構造変化です．データ解析技術の進歩により，より統計的信頼性の高い実証研究が生み出されるようになったことに加え，そうした最新の知見がデータベース化され，オンラインでアクセスできる環境が整うことで，臨床の現場でもつねに最新のエビデンスを入手できるようになったのです．

こうした構造変化を背景に，「その科学的根拠をどのように臨床実践に取り込んでいくのか」を考えることで，「世界的な動向としての，医療ケアの標準化」を実現しようというEBPの主張が生まれてきました[7]．

この主張は，ドナベディアンの質評価モデル[8]の枠組みを拡張する試み

---

[6] ランダム化比較試験や，複数のランダム化比較試験を集めて解析したメタ分析やシステマティック・レビューなどの実証研究．
[7] 阿部俊子：Evidence-Based Nursing ―科学的根拠に基づいた看護．週刊医学界新聞，第2327号，1999．
[8] アベティス・ドナベディアン著，東尚弘訳：医療の質の定義と評価方法．健康医療評価研究機構，2007．

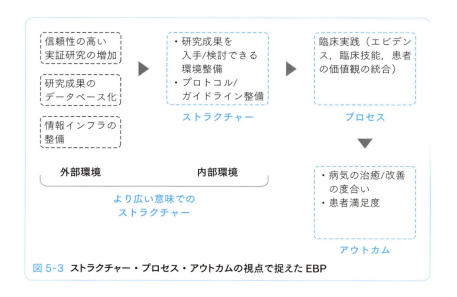

図 5-3 ストラクチャー・プロセス・アウトカムの視点で捉えた EBP

として捉えることも可能です。EBP では，施設内の物的・人的資源だけでなく，最新の医療・看護研究の成果を入手・検討できる環境整備の度合いもストラクチャーの一部として捉え，看護ケアを患者に提供するにあたって，最新の知見がどれだけ判断材料として用いられたかが，最終的なアウトカムの向上に結びつくと考えるのです（図 5-3）。

このように，EBP は，看護の実証研究，実証研究データベースの維持・管理，情報インフラの整備といった，大きく性格の異なる「活動」を臨床の実践に結びつける試みです。このため，EBP 導入の取り組みにおいては，チームや部門などの公式的・固定的なつながりを越えた，非公式的・一時的で緩やかなメンバー間の関係性を構築することがきわめて重要になります。

「活動」領域を越えたメンバー間のゆるやかな「結び目」（knot：ノット）によってつくられる関係性のことを，エンゲストロームは「knotworking：ノットワーキング」と呼んでいます。ノットワーキングは，「活動の『糸』

を結び合わせ，ほどき，ふたたび結び合わせるというように，変化に富んだ『旋律』によって特徴づけられる」メンバー間のつながりであり，「行為者や活動システムが即興的に響き合うようなつながり」を生み出します[9]。EBPに限らず，現代の医療・看護においては，まさにこうした「結び目」によってつくられる連携やパートナーシップを基盤に据えた，新たな「活動」を生み出すことが喫緊の課題になっているのです。

　しかし山住が語るように，異なる「活動」間のゆるやかな結びつきを通じた新たな「活動」のあり方は，「人間活動の来たるべき形態」でありながらも，そこには緊張に満ちたきわめて難しい課題も存在しています。

> 　生活や仕事の活動はますます複数の相異なる組織の間での「ネットワーク」「ハイブリッド（異種混成）化」「緩やかな結合」といった形態をとるようになってきた。「連携」や「パートナーシップ」は，あらゆるマルチ（多重的）な組織の場において典型的かつ重要な形態である。それは，一方で，まちがいなく人間活動の来たるべき形態であろう。しかし，他方では，それは緊張関係に満ちてもいる。そのため，こうした分散＝共有型の「多重化する活動の場」では，「連携」や「パートナーシップ」を維持しマネージすることがきわめて難しいのである[10]。

　アウトカムとしての看護ケアを提供するにあたって，さまざまな組織・部門をネットワークによって緩やかに結びつけ，異なる組織が生み出した成果をハイブリッド化する試みであるEBPは，まさしくこうした「分散＝共有型の『多重化する活動の場』」をつくり出す試みです。しかし組織・部門内外の「結び目」は，「行為者や活動システムが即興的に響き合うよ

9　山住勝広：ネットワーキングからノットワーキングへ——活動理論の新しい世代.（山住勝広，ユーリア・エンゲストローム編：ノットワーキング：結び合う人間活動の創造へ.新曜社，40，2008.）
10　前掲書9），47.

うなつながり」を生み出す一方で，緊張関係に満ちた「活動」間の関係性もつくり出すことになるのです。

EBPから生まれる新たな「活動」

　EBPという取り組みを，分散＝共有型の「多重化する活動の場」として構築し，メンバー間に安定的な関係性を維持するためには何が必要なのでしょうか？　この点を明らかにするために，まずEBPによって生み出される新たな「活動」にどのような特徴があるのかを考えてみましょう。

　これまでの章でも述べてきたように，それがどれだけ看護師―患者の二者関係で完結しているように見えても，日々の看護実践は，仕事に用いる（モノや知識や仕組みなどの）ツール，ルールや価値観，役割分担といった，さまざまな集団の「活動」によってつくり出される要素に支えられています。従って，外部環境の構造変化に呼応する形で内部環境に変化を生み出し，最終的に臨床実践に反映させることを目指したEBPの取り組みは，外部環境に存在するさまざまな集団の「活動」から生まれたツールを組織内に取り込み，1人ひとりのメンバーの日々の実践を支える新たなツール，ルールや価値観，役割分担として内在化させる試みであり，新たな「活動」を生み出す取り組みにほかならないのです（図5-4）。

EBPというツールが生み出す新たな「活動」

　では，EBPはどのようなツールとして働くのでしょうか？　EBPの狙いは，「『経験，直感に基づいた看護』から，『科学的根拠に基づいた看護』への転換」です。しかしそれは，これまでに培ってきた看護師の経験と直感を否定し，科学的根拠に基づいたガイドラインにすべて置き換えるということではありません。

　ここでEBPの3要素を思い出してください（図5-1）。EBPの目的は，

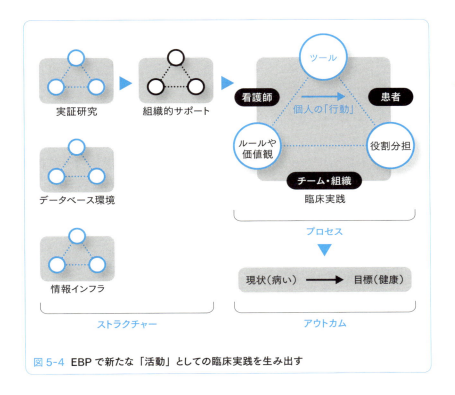

図 5-4 EBP で新たな「活動」としての臨床実践を生み出す

　単に最新の科学的根拠だけを看護実践の拠り所にするのではなく，それを臨床的な専門技能ならびに患者の価値観と結びつけることでした。従ってツールとしての EBP の役割は，「情報を整理して，知識を構築的に思考」することをうながし，「経験と知識を集大成して，クリティカル・シンキングを駆使した判断」を通してケアの実践を支援することです[7]。

　EBP というツールが生み出す新たな「活動」とは，最新の科学的根拠を検索・吟味し，ガイドラインを作成するまでのプロセスと，ガイドラインに照らして各メンバーが自分自身の経験を振りかえり，その根拠を問い直すことを通じて，科学的根拠と臨床の専門技能，そして患者の価値観を融合した，より豊かな臨床実践を生み出すことなのです。

"いいケアをしているという自負"
EBPのポジティブな意味づけ

　第1章（☞ p.30～31）で検討した福井大学医学部附属病院におけるPNS導入の事例では，ベテランのスタッフ，新人，育児中のスタッフといった異なる立場のメンバーにとって，同じ「活動」が異なる意味を持っていました。これはEBPについても同様のことがいえます。組織の視点で見れば，EBPという新たなツールを支える価値観は，看護の質を標準化し，維持・向上するための手段で，患者の視点ではより満足度の高い看護を受けるための手段だといえるでしょう。では，臨床の看護師にとって，このツールはどのように意味づけられるのでしょうか？

　第1章（☞ p.26～27）で指摘した通り，看護実践の背後にはさまざまな社会的・文化的な力が働いているため，新たなツールの導入に際して，すでに存在する社会的・文化的な枠組みとの間に軋轢が生じる可能性があります。こうした摩擦が，先に触れた「根拠に基づいた看護はすでに行っているのでEBPは不要だ」「EBPは看護師のこれまでの経験と直感をすべて否定するものだ」といった否定的な意味づけを生むのです。

　しかし新たに導入されるツールの意味づけは，つねにネガティブなものだとは限りません。では，現場で臨床に取り組む看護師にとって，EBPというツールのポジティブな意味づけとはどのようなものなのでしょうか？　慶應義塾大学病院看護部がEBPに取り組むことになった経緯は，この点についての大きなヒントを与えてくれます。

　慶應義塾大学病院看護部でのEBP導入の取り組みは，杉浦なおみ看護主任が千葉大学大学院看護学研究科で行った修士研究に端を発しています。看護管理の課題として，この研究を志した理由の1つは，「自分たちがやっていることが本当にエビデンスに基づいていて，看護師として責任を持ってできることなのか」を明確化し，「組織の中でそういうプロセスをたどっ

ていくところ」をつくり出そうとしていた看護部の方針に沿って質評価の仕組みを強化したいという思いだったそうです。しかし研究の方向性を最終的にEBPという具体的なテーマに絞り込むためには，それがもう1つの思いと深く結びつく必要がありました。

"実際に看護を支えている人たちを元気にしたい"

もう1つの思いとは，研修担当者としてリーダーシップ研修やアドバンス研修で目にする，「中堅看護師の自信のなさ」に関するものでした。

> 本当にやっているんですよ，すごく。なんですけど，「私は何もやれていない」みたいなことを言う人が多くて。なんとかそういうことができないかなあと思っていたんです。
>
> 大学院に入ったときに，もうちょっと看護師さんたちの実績，というかやってきたことを形に残せないだろうかと。（略）経験を積み重ねた人たちって，外科何年とか，内科何年というような，ざっくりとした指標，形しかないんですけど，もうちょっとそれがいい形で目に見えるようにならないものかって思っていたんです。

そうした当初の思いに対して，担当教官の手島恵教授は「それをいったい何に活かすの？」という問いを投げかけたそうです。単に中堅看護師の自己満足度を上げるための研究ではなく，人事的に次の異動やポストに活かせる等，目的を明確化できなければ意味がないということです。

その後，手島教授から紹介された文献[11]を読んだときに，研究の方向性に一筋の光明が差してきます。

---

[11] ICN & Pfizer Inc.: A Multinational Survey of Nurses: Non-Communicable Diseases Global Crisis: Nursing's Potential to Lead in Prevention. 2011. 本論文は，8か国，1600人の看護師を対象にした調査結果をまとめたもの。最前線の看護師への支援が非感染性疾患の予防に大きな役割を果たすと結論づけている。

> どんなに研究者や管理者がよくても，患者の目の前で看護を提供する人たちが元気だったり，よい看護をしてくれないと医療はよくならないということが書かれていて。(略)「ああ，やっぱりそうなんだな」って。実際に看護を支えている人たちを元気にしたいなっていう，自分の研究テーマが固まってきました。

こうした方向性をどう形にすべきかと思いを巡らせながら，さまざまな文献を読み込む過程で，「現場のチームを支える仕組みだったり，根拠に基づいていい成果を出していかなければならない。実績ばっかりを言っていてもだめなんだな」ということに気づき，「現場の人たちを支援する体制づくり」の一環としてのEBP導入という研究テーマが明確になったそうです。

EBPというツールが看護師にとってどのような意味を持つのか？ それは，杉浦看護主任の言葉を借りるならば，「後輩を育てながら，リーダーシップも」発揮して最前線の実践を支える看護師が，「いまやっていることが何の根拠に基づいているかについてちゃんと筋道を立てる」力を育み，「いいケアをしているという自負」や「実感」を生み出すためのツールです。さらに，1人ひとりのメンバーの思考力や判断力，よりよいケアを実践しているという自負や実感が生まれる環境を組織的に整備することで，「本当の自己実現，達成感ややりがい」をメンバーに実感してもらうためのツールでもあるのです（図5-5）。

新病棟建設に向けて
EBP導入の概要

看護組織や患者にとってのメリットがあるだけでなく，EBPは臨床で働く看護師が本当のやりがいや達成感を実現するツールでもあります。では，そうしたポジティブな感情は日々の仕事への取り組みの中でどのように生まれてくるのでしょうか？ また，日々の実践の中で，EBPという

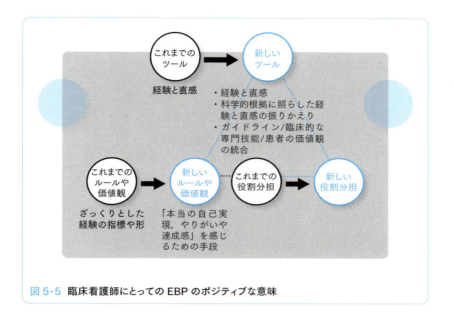

図 5-5 臨床看護師にとっての EBP のポジティブな意味

表 5-1 慶應義塾大学病院の概要

病床数	1044 床
診療科数	27 科
入院基本料	7 対 1（一般病棟）
病床利用率	85.3%
平均在院数	11.0 日
看護職員数	969 人

（2016 年 2 月現在）

「活動」がどのようにチームや組織に定着していくのでしょうか？

　こうした点を考えるために，まずは EBP 導入の経緯をみていきましょう。慶應義塾大学病院（表 5-1）では医学部創設から 100 年目となる 2017 年の新病院棟の建設に向けた 5 か年計画を立て，病床数を維持したままでの建て替え・病棟再編や診療クラスター制の導入など，環境変化に柔軟かつ機動的に対応するためのさまざまな組織変革に取り組んでおり，看護部が 2012 年から取り組んでいる EBP 導入は，その一環です。

準備段階として，鎮目美代子看護部長，加藤恵里子看護次長，杉浦なおみ看護主任からなるEBP準備推進委員会を2012年12月に発足させ，学部教員や専門看護師（CNS）を交えながら，EBP導入の準備・推進や，基盤整備のために何をすべきかを検討しています。2013年の取り組み目標は，EBPの重要性と実行プロセスに関する集合教育を行うとともに，EBPチームの活動を2つの病棟で試験的に実施し，PDCAサイクルを回せるようにすることでした。この実績を踏まえ，翌年度からは委員会活動としての組織的な取り組みが始まりました。2014年度は2病棟，2015年度は4病棟，そして2016年度には9病棟がEBPに取り組んでいることからも分かる通り，2017年度までにEBPチームの活動が複数部署で継続的に行われ，組織に定着することを目指した取り組みが続けられてきました（図5-6）[12]。

"これは看護部の取り組みなのよ！"
個人の研究から集団の「活動」へ

　当初，この取り組みは研究的視点に重きを置いたものでした。しかし準備段階における2つの転機がきっかけとなって，メンバーの自律的協働を支援するための組織的取り組みへと大きく性格を変貌させることになります。
　最初の転機は，EBP準備推進委員会で討議を始めた頃のことでした。計画の概要を聞いた鎮目看護部長は，杉浦看護主任に対してこんなアドバイスをしたそうです。

> この病院の看護師たちは，『大変でも頑張れる』人たちだから，しっかりその知的好奇心を刺激しましょう。『大変でも頑張れる』ところは大切にして強みとして活かしていきましょう。

---
[12] 前掲書2），2，9，2013．

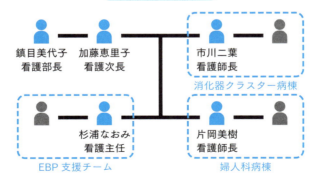

図 5-6 慶應義塾大学病院の取り組みの概要とインタビュー関係者（職位は取り組み当時のもの）

この言葉を聞いた杉浦看護主任は，看護部長が看護師長や看護師を「信頼しているとともに，任せて大丈夫だと考えているのが伝わって」きて，「それまでの心配が，『ああ，やれるな』という確信に変わった瞬間」だったと語っています。

浮かび上がる「看護部としての取り組み」の意義

　2つ目の転機が訪れたのは，2013年9月に開催されたEBP準備推進委員会でのことでした。それまで研究テーマとして語られてきたこの取り組みに対して，看護部長と看護次長の2人が「これは看護部の取り組みなのよ！」と主張したとき，杉浦看護主任は「ハッと目が覚めた」と語っています。個人の研究として「まとめるために必死に」取り組んでいる状況では十分に見えていなかった，看護部としての取り組みの意味や意義についての気づきが生まれてきたのです。

　では，この取り組みを「看護部としての取り組み」として捉えることで，具体的にどのような意味や意義が新たに浮かび上がってきたのでしょうか？　その背景の1つには，慶應義塾大学病院が2000年ごろに標準看護計画の作成に取り組んだ経緯がありました。標準看護計画は，臨床現場で活用されてはいるものの，なかなか実践を検証する段階にまで発展できずにいたのです。

　その要因について，加藤看護次長は次のように語っています。

> 　標準化されればされるだけ，その裏にはいつも均一化がつきまといます。使うものが準備されると，使う「モノ」としてだけ，それを採り入れていくような傾向が生まれる可能性があると思うんです。(略)
> 　かたや現場では，「この方法で本当にいいのかな」とみんなが口々に言いながらも，どう変えたらいいのかは分からないということがあったので，これをEBPで解決できるのではないかと思いました。

また,「研究の視点を持って現場をリードするような人が点在してはいたのですが,組織的にそこを検証することは行っていなかったので,これからはそれが必要なのかなと思いました」と鎮目看護部長が語っているように,EBP 導入の取り組みには,看護部の潜在的なリソースを組織的に活用するためのツールという側面もありました。

　さらに,慶應義塾大学病院では,新病棟建設と並行して外部評価機構認証の取得準備を進めていたことから,2017 年度のさらに先を見据え,他部門に先駆けて看護部が医療・看護の質向上をめざした仕組みづくりに取り組むという意義も視野に入っていたのです[13]。

集団の「活動」を生み出す第一歩

　このように,2 つの転機をきっかけに取り組みの意味づけが個人の研究からメンバーの自律的な協働をめざした看護部全体の取り組みへと大きく変化したことは,ここに新たな「活動」が生まれようとしていたことを物語っています。

　集団の「活動」としての看護実践には,さまざまな文化的・社会的な力が個人に内在化されています。新しいやり方を押しつけるのではなく,「知的好奇心を刺激」することで,組織としての取り組みの意味や意義の浸透を図るというのは,それまで組織が培ってきた文化的・社会的な力を個人が主体的に内在化できるように働きかける必要があるということを意味しています。この取り組みにおいては,慶應義塾大学病院のこれまでの経緯,メンバーの強みや潜在的なリソース,さらにこれから向かおうとする方向性を念頭に置いた舵取りが必要であるという気づきが生まれました。つまり,そうした文化的・社会的な力を反映する形で,ここに新たな集団の「活動」を生み出す取り組みの第一歩が踏み出されたことを示しているのです。

---

[13] 前掲書 2), 19.

また，標準化のツールを単なる「モノ」として採り入れるのではなく，日々の実践を振りかえり，「この方法で本当にいいのかな」という疑問と照らし合わせながら，組織や職場の特性に応じた形に変更・修正することで，メンバー1人ひとりが自分自身の仕事に対する新たな意味づけを見出せるようになります。「大変だけど頑張れる」力を育むことを通じて，新たな「活動」を生み出すことができるのです。

　集団の「活動」の意味や意義は，抽象的な「理論」の枠組みで決まるものではなく，組織やチームの歴史と文化，そして看護管理者や（後に触れるように）病棟の看護師長，病棟に組織されるEBPチームのメンバーや病棟スタッフなど，組織を構成するメンバー1人ひとりの思いや意図が交錯する，具体的な場に生み出されると同時に，そのような場を変化させる力にもなります。日々の仕事への取り組みの中に生まれる**ポジティブな感情**には，**チームや組織に「活動」を生み出し，定着させる働きもある**のです。

"本当にそうなのか確認してみよう！"
看護の最前線に新たな「活動」を生み出す

　新たな「活動」を生み出す最初のステップが，取り組みを推進するメンバーの意識が変化することだとしても，それだけで現場に新たな「活動」が生まれるわけではありません。では，看護の最前線である現場に，新たな「活動」を生み出すためには，さらに何が必要になるのでしょうか？

　EBP推進準備委員会によるEBPチームのスクリーニングの後，2013年10月から消化器クラスター病棟と婦人科病棟の2病棟で試験的なEBP導入が始まります（図5-7）。各病棟の看護師長は，「看護の実践モデルである看護主任」を中心に4〜5名からなるEBPチームを編成し，毎月1回，1時間のミーティングを開催しながらEBP導入に向けた話し合いを進めました。これと同時に，看護部では教育担当（杉浦看護主任）ならびに4名のCNSで構成されるEBP支援チームを発足させ，現場のEBPチーム

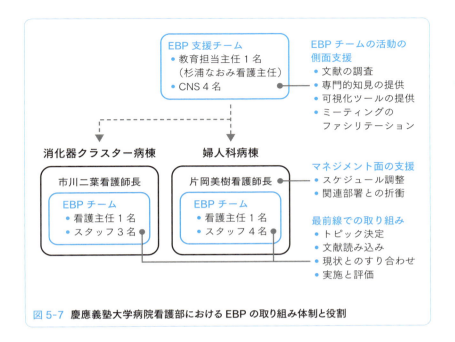

図 5-7　慶應義塾大学病院看護部における EBP の取り組み体制と役割

の活動を組織的に支援する体制を整えています。

● 2 病棟での取り組み方の違い

　2つの病棟でのEBPへの取り組みは対照的でした。EBPチームの編成についていえば、消化器クラスター病棟では主任1名と経験豊富な看護師（スタッフ）3名だったのに対して、婦人科病棟のチーム編成は看護主任1名とさまざまな成長段階の看護師（スタッフ）4名でした。

　婦人科病棟の片岡美樹看護師長はEBPでの取り組みテーマをスタッフから募り、「婦人科術後のリンパ浮腫に対するセルフケア指導の標準化」を選んでいます。この過程で、「日々思っている些細なことで、普段の実践には差し障りがないために流してしまっていることをスタッフはたくさん持っていた」ことが分かったそうです。これに対して、消化器クラスター

病棟の市川二葉看護師長は，「慣例的に行っていることに対して，本当のところはどうなのか」と，自分自身がずっと疑問に思っていた長年の懸案を取り組みのテーマに設定しています。

　取り組むテーマが決まると，支援チームが該当する文献の調査を行い，病棟に提供します。EBPチームはこれらの文献を読み込み，病棟での実践と科学的根拠とのすり合わせを行いながら，いま何ができているのか，これから何をしていけばよいのかを明らかにした上で，プロトコルを作成し，実施，データ収集，評価を行っていきます（図5-8，表5-2）。

●**成果のあらわれ方の違い**

　2つの病棟では，取り組みの成果のあらわれ方も異なっていました。スタッフを中心にEBPチームを編成した婦人科病棟では，EBPチームのメンバーから「調べたいことが本当にそうなのか確認してみよう！」という声が上がったそうです。実際に患者への調査を行い，エビデンスと照らし合わせ，院内の手順書や標準看護計画の改定につなげることにより，日々の実践の中で抱いていた疑問に対する根拠を得るだけでなく，それが実際に患者の役に立つことを確信できたと片岡看護師長は語っています。

　看護師長の長年の懸念だったテーマに取り組んだ消化器クラスター病棟のスタッフは，「最初はみんな半信半疑」「『やれといわれたらやりますよ』という反応」でした。しかし折衝すべき関係者の範囲が他職種へと拡大していくにつれて，この取り組みに対する大きな手応えを感じていたようだと市川看護師長は語っています。

> 　消化器外科の医師やリハビリ科の医師と交渉していく必要がある段階になり，自分たちが教育担当と一緒にやってきた根拠の確認という土台の上でやり取りをすれば，非常にスムーズに話が進むという体験は，主任さんなんかはとてもあったと思います。

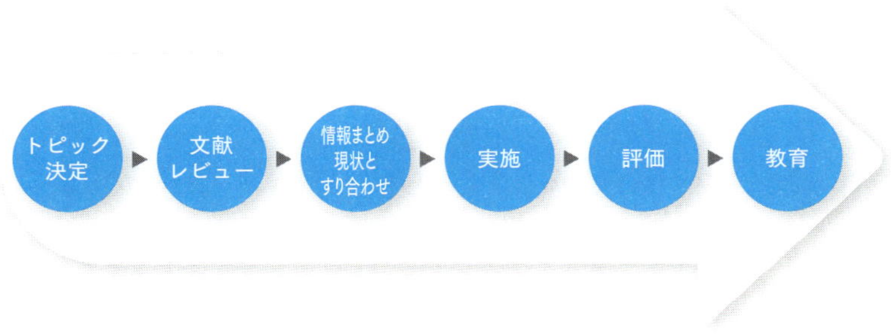

図 5-8 慶應義塾大学病院看護部における EBP のプロセス

トピック決定 → 文献レビュー → 情報まとめ 現状とすり合わせ → 実施 → 評価 → 教育

表 5-2 EBP チームの活動（例）

回数	内容
第1回	日頃の実践における疑問点の洗い出し／問題の定式化／問題の優先順位の確認
第2回	文献検討結果の共有／現実検討，医師の指示内容／ガイドライン確認
第3回	追加の文献検討結果の共有／プロトコル作成／評価デザイン指標の検討
第4回	実施／データ収集
第5回	実施／データ収集
第6回	評価
第7回	業務改善成果のまとめ
第8回	看護部内での成果の公表

杉浦なおみ：看護の質保証に向けて―根拠に基づいた実践を可能にする教育支援体制の整備．千葉大学大学院看護学研究科修士研究報告書，37，2013 より

ネガティブな感情をポジティブに変える

　EBP 導入のプロセスにおいて，どこにどのようなやりがいや達成感を感じるのかについては，2 つの病棟で大きな違いがありますが，そうした実感は共通の感情から生み出されていたようです。それは，市川看護師長によれば普段の仕事の中で「何とかしたいものをどうにもできないフラス

トレーション」でした。この感情はネガティブなものに思えますが，そこには**目の前の状況を何とかしたいというポジティブな思いに転化する可能性**が秘められています。「シニカルな意見の裏側には，いまだ形を与えられていない夢」が存在しているのです[14]。

片岡看護師長が語る以下の言葉は，まさにそうした「フラストレーション」の価値を反転させたものだといえるでしょう。

> 日々，患者さんがつらく思っていたり，悩んでいたりする言葉は耳にしていると思うのですが，それを「そうですよね，大変ですよね」で流すのではなく，どうにかすることはできないだろうかという気持ちにつながっているのだと思います。

「頭では分かって」いるが，「日々目の前に起きていること，そして今日中に，今週中にやらなければいけないことに追われるという現状」の中で，簡略なあらましを調べることまではできるが，しっかりと文献に当たる時間がないという「不全感」の裏側に，「いまだ形を与えられていない夢」が存在しているのです。

EBPによって生み出される新たな「活動」は，メンバー間の対話の質を（フラストレーションや不全感の原因としての）「問題を語ることから実現可能な選択肢をめぐる議論」[15]へと変化させ，具体的な行動に結びつけることによって，チームや組織としての成果を生み出すのです。また，「根拠を持った実践を行うことで，他職種とうまく関わり合えたり，チームとしての活動への自信」（片岡看護師長）も生まれてくるため，「本当のやりがいや達成感」を味わうことができるとともに，「チーム活動を活性

---

[14] ダイアナ・ホイットニーほか著，市瀬博基訳：なぜ，あのリーダーの職場は明るいのか?．日本経済新聞出版社，97，2012．
[15] 前掲書14)，98．

化するツール」(市川看護師長)として機能するのです。

　市川看護師長が語るように,「ただやるべきことをやる」という仕事に埋没するのではなく,「自分たちがやっていることにはこういう意味があるし,もっとこういうふうにしていくためには,何をどうできるんだろうという問いかけ」とともに仕事に取り組むのでなければ,本当のやりがいや達成感を味わうことはできないでしょう。

　「大変だけど頑張れる」というスタッフの知的好奇心を刺激し,それを強みとして活かしながら,「看護部としての取り組み」の舵取りを行うということは,EBP推進準備委員会のメンバーが意識を変えるだけでなく,「ただ忙しいだけじゃつまらない」というメンバーの欲求を満たすために,組織の各レベルで計画を柔軟に変更・修正しながら,新たな「活動」の定着を図ることなのです。

EBPが生み出す分散＝共有型の「多重化する活動の場」

　EBPを試験的に導入した病棟の取り組みから明らかなことは,教育担当主任やCNS,そして看護師長やEBPチームの主任が,チーム・組織内外との「結び目」として大きな役割を果たしているということです。

　では,こうした「結び目」はどのように生み出され,具体的にどのような役割を果たしているのでしょうか？　ここからは,これらの点を詳しく検討することによって,慶應義塾大学病院のEBP導入の取り組みを,さまざまな「活動」間の境界を越えた「拡張による学習」(越境学習)をうながす働きかけとして捉え,その意味や意義を考察していきます。

「活動領域」の分断が抵抗や反発を生む

　EBPは,看護研究,看護実践,患者側の意思や行動という3つの「活動」を結びつける試みでした(☞p.130)。ここで「結びつける」ということ

が何を意味しているのかを明らかにするために，研究と実践の関係について考えてみましょう。研究という「活動」の直接の目的は，看護実践をサポートするツールの提供です。そして，そのツールが臨床で用いられることによって，最終的には患者が健康な状態になることを目標にしています。従って，看護研究であれ，看護実践であれ，2つの「活動」がめざす目標はしっかりと重なり合うはずです。

　しかし2つの「活動」の間に十分な連携が図られない場合には，そこに境界が生まれ，「活動」領域が分断される可能性があります（図5-9）。EBPは「これまでの経験と直感をすべて否定するものだ」という看護師の反発や，研究者の側の「研究成果が実践に反映されない」といった不満は，こうした**「活動」領域の分断**から生じてくるのです。

境界を越えた相互作用を生み出す「結び目」

　異なる「活動」を緊密に結びつけるためには，それぞれの「活動」の最終的な目標をしっかりと重ね合わせる必要がありますが，ツール，ルールや価値観，役割分担と同様に，文化的・社会的な力を通じて1人ひとりのメンバーに内在化されたものなので，単に公的な取り決めや仕組み（公式的・固定的なつながり）をつくるだけでは，メンバーの認識を深いレベルで変化させ，「活動」の目標を重ね合わせることはできません。

　そこで，「活動」の境界を越えてメンバー間に相互作用を生み出す必要があります。そうした役割を果たすのが，非公式的・一時的なメンバー間のゆるやかなつながり，つまり「結び目」なのです。ここに生まれる相互作用の働きは，単に「活動」の目標を重ね合わせるだけに留まりません。それぞれの「活動」の構成要素は，すべて「活動」の目標に照らして決まってくるため，メンバーに内在化された目標が相互作用を通じて重なり合う過程で「活動」を構成する要素にも変化が生まれ，最終的にそれぞれの「活動」の性格が根本的に変貌する可能性があります。

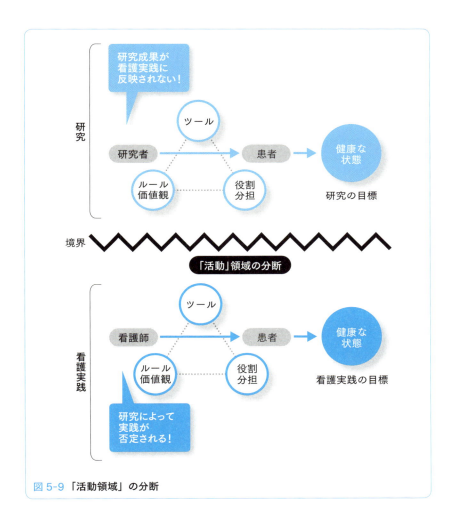

図 5-9 「活動領域」の分断

新たなコラボレーションの形態を生み出す

　エンゲストロームはこの非公式・一時的でゆるやかなメンバー間の「結び目」をつくること，すなわち「ノットワーキング」によって，「活動」領域の境界を越えて目標を重ね合わせ，「活動」の構成要素を変化させるメンバー間の相互作用を通じて，「活動の『糸』を結び合わせ，ほどき，

ふたたび結び合わせ」，「行為者や活動システムが即興的に響き合うようなつながり」を生み出すことができるとしています。

しかし，前述（☞p.131〜132）したように，「分散＝共有型の『多重化する活動の場』」には，異なる「活動」に従事するメンバー間に軋轢や衝突を引き起こす危険性が潜んでいます。では，こうした軋轢や衝突といった緊張関係はどのようにして解消することができるのでしょうか？　山住によれば，この課題を解決する鍵は，ここにつくり上げられる関係性から，「標準化された手続きやスクリプト化された規範から逸脱する，創発的なコラボレーションの形態[16]」が生まれるかどうかにかかっています。
「活動」領域間につくられる「結び目」は，境界を越えてメンバー間に相互作用をうながすことで「分散＝共有型の『多重化する活動の場』」をつくり上げます。それだけでなく，これまでには存在しなかったコラボレーションの形態を生み出すことで，そこに生じる緊張関係を和らげ，新たな「活動」を安定的に機能させることができるのです。

慶應義塾大学病院のEBP導入の取り組みにおいて教育担当主任やCNS，看護師長やEBPチーム主任が果たした役割とは，「活動」領域を越えた「拡張による学習」をうながし，分散するチームや組織間で「活動」の諸要素を共有し，変化させることによって，新たなコラボレーションの形態を生み出すことだったのです。

境界を越えて「拡張による学習」を実現するために

エングストロームによれば，こうした新たな「活動」のまとまりを生み出す力は，**越境を通じた「拡張による学習」（越境学習）**のプロセスを通じて生まれてきます。

---

[16] 前掲書9），49.

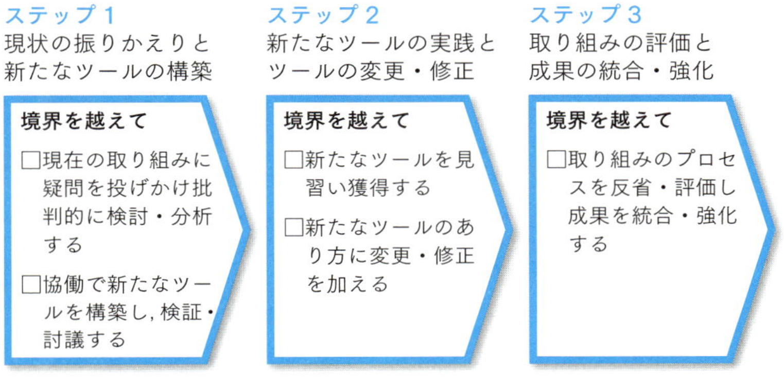

ステップ1
現状の振りかえりと
新たなツールの構築

境界を越えて
☐ 現在の取り組みに疑問を投げかけ批判的に検討・分析する
☐ 協働で新たなツールを構築し、検証・討議する

ステップ2
新たなツールの実践と
ツールの変更・修正

境界を越えて
☐ 新たなツールを見習い獲得する
☐ 新たなツールのあり方に変更・修正を加える

ステップ3
取り組みの評価と
成果の統合・強化

境界を越えて
☐ 取り組みのプロセスを反省・評価し成果を統合・強化する

ユーリア・エングストローム：拡張的学習の水平次元—医療における認知的形跡の編成．山住勝広，ユーリア・エングストローム編：ノットワーキング　結び合う人間活動の創造へ．112，新曜社，2008 をもとに筆者作成

図 5-10 越境を通じた「拡張による学習」のプロセス

　越境学習のプロセスは3つのステップから成り立っています（図5-10）。ステップ1では，「活動」領域の垣根を越えて，現在の取り組みに疑問を投げかけ，これを批判的に検討・吟味することによって，協働で新たなツールをつくり上げます。次のステップ2では，関係するメンバーが新たなツールの使い方を覚え，チーム・組織の特性に応じて必要な変更・修正を加えます。最後のステップ3では，関わり合う異なる「活動」を担うメンバーが，それまでの取り組みを振りかえり，成果を統合・強化します。

　ここで，慶應義塾大学病院のEBPのプロセス（図5-8）を思い出してください。最初に取り組むトピックを決め，文献の読み込みと現状のすり合わせを行った後にプロトコルを決定する段階は，ステップ1の現状の振りかえりと新たなツール構築の過程そのものです。そして，プロトコル実施とデータ収集の段階で病棟のEBPチームのメンバー，教育担当者，

CNSが集まり，現状に関するディスカッションを行う過程はステップ2に該当します。取り組みの成果を振りかえり，ガイドライン化し，最終的に教育プログラムに反映する最終段階は，越境学習のステップ3に合致しているのです。

とはいえ，この手順通りに取り組めば，必ず越境学習が起きるわけではありません。エンゲストロームが述べているように，そのためには**各ステップでメンバー間の相互作用が「境界を越えて」行われるように，メンバー間の対話をうながすなど，環境を整えることが大切**です。

> 境界を越える行為はつねに双方向の相互行為である。一方だけが境界を越えようとして何の反応も受け取ることができないなら，その行為は不完全で境界を越えたとは言えない。そのような行為が拡張的であるためには，実践を変えていくよう互いが取り組み，関わり合うことが必要である[17]。

EBP導入の取り組みを「看護部全体の取り組み」にするための配慮は，まさしくこうした双方向の関係づくりに向けられていたといえるでしょう。部門間の橋渡し役を担うメンバーがスタッフ1人ひとりの「知的好奇心を刺激」し，「大変でも頑張れる」ところを強みとして活かすことによって，「やれと言われればやりますよ」という認識で関わるのではなく，「調べたことが本当にそうなのか確認してみよう！」という自発性を育み，メンバーどうしが「互いに取り組み，関わり合う」関係をつくり上げることができたのです。

---

[17] 前掲書9)，112．

"やっぱり現場でやっている人が主人公なのよ"
越境学習を生み出す条件とプロセス

では,「メンバーの知的好奇心を刺激する」「強みとして活かす」とは,具体的に何をすることなのでしょうか? その結果,どのようなプロセスで越境学習が生まれてくるのでしょうか? こうした点を具体的に考えるために,EBPチームの月次ミーティングの場で何が起きていたのかを詳しく検討してみましょう。

課題を段階的に提示し,抵抗感を和らげ,内省をうながす

EBPチームの月次ミーティングは,異なる「活動」が交わる場として機能しています。そこには臨床での看護実践(病棟のEBPチームメンバー),教育活動(EBP支援チームの教育担当主任である杉浦看護主任),専門的な知識・スキルに支えられた高度実践(EBP支援チームのCNS)という,異なる「活動」を担うメンバーが集まり,境界を越えて日頃の実践に対する疑問点を洗い出し,問題を定式化し,文献を吟味し,プロトコルを作成・実施し,振りかえりと評価を行います。

ミーティング全体の流れは,IOWAモデル(アイオワ大学で開発された,臨床の実践者が主体となってEBP導入を進めるモデル)[18, 19]に沿って各回ごとにテーマを定め,一定の期間内で複数回にわたって実施されました。しかし,この取り組みでは,複数回のミーティングの全体像を最初からチーム・メンバーに伝えるのではなく,ステップごとにこれまでを振りかえり,次の集まりまでにやるべきことを段階的に示す方法が採られました。

---

[18] 松岡千代:臨床でEBPを推進するための「実践者主導モデル」IOWAモデルとAHRQモデル. 看護研究, 43(4), 271-287, 2010.
[19] Cullen, L., et al.: Evidence-based Practice Building Blocks: Comprehensive Strategies, Tools, and Tips. Nursing Research and Evidence-Based Practice Office, Department of Nursing Services and Patient Care, University of Iowa Hospitals and Clinics, 2012.

その理由について杉浦看護主任は、「取り組みに対するハードルを下げ、実行可能性を高めるということを最初から意識していました」と語っています。片岡看護師長も、「たぶん最初にそれを全部提示されていたら、私たちも『うわ、もう無理です。ごちそうさま』と感じたと思います」と述べているように、このミーティングの進め方には、取り組みに対するメンバーの抵抗感を和らげる働きがありました。

　さらに重要なことは、このような進め方がメンバーの内省をうながしたということです。この点について片岡看護師長は以下のように述べています。

> 　ワークシートにせよ、プロセスを確認する段階的なステップにせよ、気がつくとその都度、確認するものが提示されて、「あ、そうか。私たち行ったり来たりしていたけど、とりあえず今この段階まで来たのか」と確認できました。

「活動」領域を越えた対話をうながす

　ミーティングを進める上での工夫はそれだけに留まりませんでした。試験的な導入段階でミーティングのファシリテーター役を務めていた杉浦看護主任には、当初「エビデンスをすべて探し出し、提供することが自分にできるだろうか」という不安があったそうですが、ファシリテーションを行う過程で、自分に求められる役割や、メンバー間の対話でめざすべき方向性についての認識が大きく変化していきます。

> 　答えは実践している人たちや患者さんの中にあるので、実践している人たちの迷いがどこにあって、どうしたらいいのかを引き出せないかぎり、行動に結びつかないということが見えてきました。

> だから自分がリソースをすべて提供するのではなく，やっている人たちの疑問についての話を盛り上げる役でいいんだな，という方向に大きく意識が変わりました。

「疑問についての話を盛り上げる」ということは，臨床の看護師が実践の中で感じている「フラストレーション」や「不全感」について，「活動」領域の垣根を越えた対話をうながし，看護実践の背後にあるルールや価値観，役割分担を見直し，新たなコラボレーションの方法を協働で探し出すための相互作用を促進するということです。

その結果，いまできていることを確認し，最終的な目標を明確化し，そのための方法について対話する場が生まれてきたとすれば，それはまさしく「活動」の目標を重ね合わせ，「活動」の構成要素を見直し，最終的にそれまで「活動」のあり方を大きく拡張させ，新たな「活動」へと変容させるプロセスそのものだったといえるでしょう（図 5-11）。

越境学習を土台に多重化する活動の場をつくる

このように，臨床に近いレベルでの取り組みにおいては，一見すると些細なことに見える具体的なコミュニケーション行動の積み重ねが越境学習を生み出しています。導入プロセスにIOWAモデルを組み込むにあたって，メンバーどうしの話し合いで何に目を向け，どのような点を承認し，どう問いかけることで変化をうながすのかといった，「活動」領域間の対話の1つひとつをしっかりとつなぎ合わせることが越境学習を生み出し，その土台の上に「分散＝共有型の『多重化する活動の場』」がつくり上げられるのです。

「活動」領域間の対話から生まれる認識と行動の変化は，看護師長の目にもはっきりと映っていました。2病棟での試験的導入の後，EBP委員会が設立され，活動の概念図についての議論が行われていたとき，委員会の

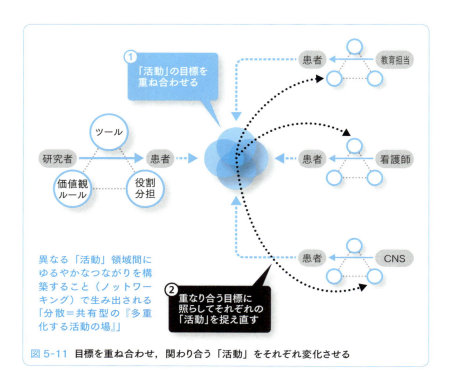

図 5-11 目標を重ね合わせ,関わり合う「活動」をそれぞれ変化させる

メンバーが最も声を大にして主張したのは,「やっぱり現場でやっている人が主人公なのよ。これを真ん中に置きたいわ!」ということだったそうです。

杉浦看護主任は,「最前線の人が輝く」ことをめざした取り組みへの思いが,委員会のメンバーにもしっかりと共有されていたということに,「鳥肌が立つような感じ」を覚えたと語っています。

EBP導入における管理者の「航海術」とは?

鎮目看護部長と加藤看護次長は,この取り組みに対する自分たちの役割を「私たちは見守っていただけです」と語っています。しかし組織内の「活

動」領域を結びつけ，新たな形態に変化させていく上で，2人はきわめて大きな役割を果たしています。

　第2章（☞ p.60）で指摘したように，メンバーの学びや成長を事前に予測することは困難です。それが異なる「活動」領域間に生まれる越境学習となれば，これをあらかじめ知ることはさらに困難になるでしょう。そのため，看護管理者には取り組みの方向性が十分に明確になる前にゴーサインを出すという責任が課せられます。

　この取り組みが始まった頃の組織の状況を知れば，その決断の重みがよく分かってきます。先に触れたように，慶應義塾大学病院では，2012年度から「新病院棟の建設に向け，病床数を維持したままでの建て替え・病棟再編，診療クラスター制の導入」を進めていました。これに伴い，EBPチームの活動が始まる直前の2013年7月から9月にかけて，「5階建ての病棟2棟が閉鎖，8病棟が別棟へ引っ越し，2病棟が統合され，新たにHCUが10床新設」され，「部署を異動する看護師は100名に」達しています[20]。

　このような状況下でEBP導入の取り組みを始めるのは大変だったのではないかと尋ねたところ，鎮目看護部長からとても意外な言葉が返ってきました。

> まあ，これからの動きを考えていくと，段階としては小さい方ですよね。大きい動きの中の第一歩，二歩ぐらいのところです。

　その「第一歩，二歩」のビジョンについて，加藤看護次長は次のように語っています。

---

[20] 前掲書2），15．

> 新しい病棟の建設に組織が向かおうとしていましたが，看護自体が変化するわけではないので，この時期なら，反対にやる価値があると思っていました。（略）数年先，ちょうど新しい建物に入るころには，みんながEBPを段階的に理解していて，ケアに活かせるようになっているのでは，とは思っていました。

　こうした言葉にあらわれているのは，2人の管理者が，これから始まる組織の大きな変化を，メンバー1人ひとりが主体的に変化を生み出す好機として捉えていたということです。「少し違う切り口で看護ケアの本質を高めていく」取り組みに着手することで，組織に点在する「学際的な勉強をしてきたスタッフたちの力を活用する」（加藤看護次長）とともに，「看護師が潜在力をもっと発揮して，活き活きと仕事ができるプロセスを組織の中につくっていきたい」（鎮目看護部長）という思いで，EBP導入を決断し，取り組みを見守ってきたのです。

　そして，そこに生まれる新たな「活動」の萌芽に目を向け，かつて取り組んだ標準看護計画の見直しや，医療・看護の質向上に向けた仕組みづくりにつながる取り組みとして意味づけ，「看護部全体の取り組み」へと結びつけていくことが，2人の管理者にとっての「航海術」であり，組織内に「分散＝共有型の『多重化する活動の場』」を生み出すプロセスだったといえるのではないでしょうか。

　この章では，慶應義塾大学病院におけるEBP導入の取り組みを，境界を越えて「活動」の実践領域を広げる試みとして考察してきました。それは複数の「活動」領域間に新たなツールを定着させる取り組みであり，最終的に「分散＝共有型の『多重化する活動の場』」を生み出すことを目指した働きかけでした。この考察から明らかになったのは，「多重化する活動の場」をつくり上げるに際して，「活動」領域間を非公式的・一時的で

ゆるやかに結びつけるノットワーキングが重要な役割を果たすということでした。

エンゲストロームは，ノットワーキングの特徴を次のように語っています。

> 協働でなされる仕事の中で，ノットは結ばれたりほどけたりするが，特定の個人や固定された組織がコントロールの中心になるわけではなく，ノットをそのような存在に還元することはできない。[21]

こうした特徴は，ここで検討したEBP導入の取り組みにもあらわれていました。協働を成り立たせるノットワーキング構築を担う中核的な役割が，取り組みの段階やメンバーどうしの関わり方の変化に応じて，階層や職種が異なるさまざまなメンバーの間で柔軟に移り変わっていきました。

第4章（☞ p.120〜123）で示していたように，隣接する「活動」間に，その相互作用を通じて第4のレベルの矛盾があらわれるとすれば，このレベルの矛盾を解消するために必要となるのは，柔軟かつ機動的なノットワーキングを通じて異なる「領域」間をゆるやかに結びつけ，関わり合うメンバーどうしが最終的な目標を重ね合わせ，「活動」の構成要素を見直すことによって，新たなコラボレーションの形態を協働で生み出すことだったのです。

---

[21] ユーリア・エンゲストローム：まえがき―ノットワーキングの可能性．（山住勝広，ユーリア・エンゲストローム編：ノットワーキング：結び合う人間活動の創造へ．新曜社, i, 2008.）

「答え」を探す自分を探せ！
マネジメントにおけるコーチングとリフレクションの役割

　第5章では，「答えは実践している人たちの中にある」という言葉が出てきました。この言葉の意味を，「答えとは何か？」という視点から考えていくと，「指示命令型」ではないマネジメントやリーダーシップの本質が浮かび上がってきます。

「外」にあらわれる行動と「内」に生まれる感情

　「答え」って何なのでしょうか？　日々の忙しい仕事に追われていると，私たちはついつい「最終的にどうすればよいのか」という行動を明確化することが，「答え」を得ることだと思いがちです。しかし，誰かが「何をすべきか」に関する指示命令を行えば，本当の「答え」が得られるというわけでもありませんよね。

　また，私たちは「答え」を得ることを，いまやっていること，これまでやってきたことの「外」に求めて，これまでにやったことのない行動を知り，実践することだと考えてしまうこともあります。しかし，第5章に示されていたように，現代の仕事はさまざまな集団の「活動」のつながりの上に成り立っていて，それぞれの「活動」間にまったくズレが生じないようにすることは困難です。だとすれば，「答え」を必要とする問題状況は，「これは慣例的に行われているが，本当のところはどうなんだろう？」とか，「この状態をどうにかすることはできないだろうか？」といった，「活動」を実践する私たちの内面の変化としてあらわれます。本当の「答え」を

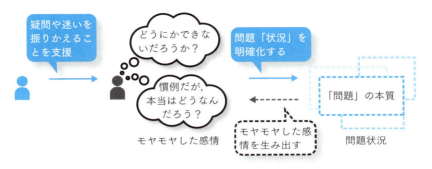

得るためには,「外」にあらわれる行動ではなく,「内」に生まれる感情に目を向ける必要があるんですね。

本当の「答え」はどこにある

　第5章の検討から明らかになったのは,本当の「答え」を得るためには,「答え」を求める原因をつくり出した,疑問や迷いという内面の感情がなくなる必要があるということでした。そこで,「疑問についての話を盛り上げる」ファシリテーターの役割は,意識を変え,行動を変え,行動の変化を持続させる力を与えてくれる「答え」を得るためには,何よりもまずメンバー1人ひとりが自分自身の内面をしっかりと振りかえり,日頃からの疑問や迷いを明確化するところから始めなければならないということを教えてくれます。

　多忙な毎日の中で浮かんでは消えていくモヤモヤした感情を思い起こし,何がそれを生み出しているのか,そうした感情を生み出す状況のどこに問題があり,解消するためにはどのような行動が必要になるのかをメンバー1人ひとりが真摯に問いかけることなしには,本当の「答え」は得られないんですね。

マネジメントの手段としてのリフレクションやコーチング

　このことは，マネジメントの視点からリフレクションやコーチングの役割を捉え直す上でのヒントを与えてくれます。

　通常，リフレクションやコーチングは，個人の問題解決や課題達成，あるいは個人の能力開発を支援する手段として捉えられています。しかし，第5章に描かれていたのは，メンバーのリフレクションをうながし，コーチング的なコミュニケーションを実践することによって，チームや組織の意識や行動に働きかけることが可能だということです。「エビデンスをすべて探しだし，提供する」ことで，チーム・組織がなすべき行動をこちらから伝えるのではなく，1人ひとりが日々の疑問や迷いを振りかえり，メンバーとともに答えを見つけ出す場作りを支援することで，チームや組織の行動として伝えたいことが，結果的に相手の内面に生み出される形で働きかけることができるのです。

「指示命令型」ではないマネジメントやリーダーシップを実践するために最初に取り組まなければならないのは，メンバーの1人ひとりが行動としての「答え」を探し出す支援を行うことではありません。何より大事なのは，そもそも自分がどこに「答え」を求めようとしているのかに気づくよう働きかけ，意識を変え，行動を変え，行動の変化を持続させる力を自分自身の内側に見出すための支援を行うことなんですね。

第6章

「活動」領域間の連携をはかる

荻窪病院における在宅療養移行支援の取り組み

　この章では，東京都杉並区にある荻窪病院における在宅療養移行支援の取り組みについて検討します。**在宅療養移行支援**とは，地域や家族の中で生活を続けることを通じて育まれる患者の力，すなわち「障害や病気と向き合いながらもその人らしく生きる力」を引き出すために，「退院調整部門や訪問看護師はもちろんのこと，病棟，外来などすべての看護師」が，それぞれの立場から「患者が生活者として生きていることを支援する」試みです[1]。

　第5章では，看護研究と臨床実践という異なる「活動」の境界を越えて生み出される新たな「活動」の特質について検討しました。この章で検討する在宅療養移行支援の取り組みは，医療や看護，看護や福祉といったさまざまな「活動」の切れ目ないネットワークによってつくり出される「地域包括ケアシステム」の一部を成しているため，「活動」の実践領域がさらに広がります。この取り組みは，前章で検討した「分散＝共有型の『多重化する活動の場』」を，看護コミュニティの垣根を越えて地域全体に広げていく試みです。

　在宅療養移行支援が「分散＝共有型の『多重化する活動の場』」を看護コミュニティの外側にまで拡張する試みであるとすれば，この取り組みを成功させるためには何が必要になるのでしょうか？　この点について考え

---

[1] 宇都宮宏子編著：退院支援実践ナビ．医学書院，8，2011．

ていくために，まずは在宅療養移行支援に関心が寄せられるようになった背景を検討していきましょう。

在宅療養移行支援への注目の背景

日本社会の大きな構造変化を背景に，「入院初期（あるいは外来通院中）から退院後の生活を見据え」「生活の場で継続的な医療を入院中に組み立てる」ことにより，患者が生活者として生きることを支援する在宅療養移行支援が大きな注目を集めています[2]。

人口推計によれば，日本全体の人口が減少する一方で，団塊の世代（1947～1949年の「ベビーブーム」の頃に生まれた世代）が75歳以上の後期高齢者となる2025年には，75歳以上の人口は2千万人を超え，人口全体の約2割に達します（図6-1）[3]。1人当たりの後期高齢者（老人）医療費は，それ以外の1人当たり医療費の約5倍であり，高齢者の1人暮らし世帯や，何らかの介護・支援が必要な認知症高齢者の割合も増加していることから，この趨勢は将来的に社会保障費が大幅に増大することを意味しています[4]。

在宅死亡割合をみると，1950年代末までは自宅で死亡する人が8割を占めていましたが，1976年には医療機関で死亡する人の割合がこれを上回り，近年では8割を超える方が医療機関で亡くなっています。「終末期医療に関する調査等検討会」報告書によれば，一般国民の約6割が自宅で最後まで療養することを希望しているものの，「介護する家族への負担」「急変時の対応が不安」といった理由で，6割強が自宅での療養は困難だと回答しています[5]。

---

[2] 前掲書1），2，11．
[3] 辻哲夫ほか：【新春座談会】2025年の医療と介護―地域包括ケアの未来地図を描く．週刊医学界新聞，第3009号（2013年1月7日），2013．
[4] 厚生労働省：平成19年版　厚生労働白書　医療構造改革の目指すもの．28，33-34，2007．
[5] 前掲書4），34-35．

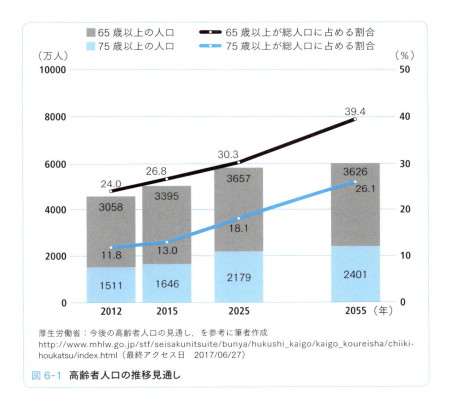

図 6-1 高齢者人口の推移見通し

　こうした構造変化を背景に，青壮年期の患者の「救命・延命，治癒，社会復帰」を前提とした，これまでの「病院完結型」の医療から，複数の疾病を抱える老年期の患者が「病気と共存しながら QOL（quality of life）の維持・向上を目指す」医療への転換の必要性が叫ばれるようになりました。「住み慣れた地域や自宅での医療，地域全体で治し，支える『地域完結型』」の医療・介護，さらに住まいや生活支援，介護予防の切れ目ないネットワーク（**地域包括ケアシステム**：図 6-2）を構築する必要があるという認識が高まってきたのです[6]。

6　社会保障制度改革国民会議：社会保障制度改革国民会議　報告書―確かな社会保障を将来世代に伝えるための道筋．21，2013．

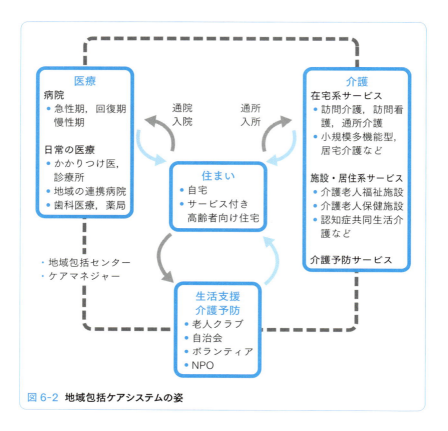

図 6-2 地域包括ケアシステムの姿

　このように在宅療養移行支援の取り組みは，社会全体の大きな構造変化を背景に，医療・介護・福祉の垣根を越えた連携を通じて社会保障費を削減するとともに，患者・家族にとって満足度の高い生活を支援するための地域包括ケアシステム構築の一環として位置づけられており，異なる「活動」領域間の協働が取り組みの成否を左右することになるのです。

在宅療養移行支援という新たな「活動」

　では，医療・介護・福祉など異なる「活動」領域にまたがる在宅療養移

行支援の取り組みが，看護師にとってどのような意味を持つことになるのでしょうか？　これを検討するために，この取り組みが従来の看護実践をどのように変化させるのかという視点から考えてみましょう。

　地域包括ケアシステムを実現するためには，医療・看護サービスの提供体制を大きく再構築する必要があります。これまでは階層に分けられた医療機関で医療・看護サービスを完結させるという前提で提供体制が考えられてきました。しかし地域包括ケアシステムでは，かかりつけ医機能を中心に，救急医療・専門的治療・回復期リハビリ・療養型医療・福祉・介護サービスといった，さまざまな社会的サービスの横断的なつながりを実現する必要があります（図6-3）。

　宇都宮宏子氏（在宅ケア移行支援研究所　宇都宮宏子オフィス代表）は，こうした状況が看護の現場に大きな変化をもたらすと語っています。

> 　患者は「治る，元気になる」と考えて医療を受けます。しかし，医療を受けた結果，退院後も高度の医療提供やサポートを受けないと生活が送れない状況となってしまうことは少なくありません。
> 　ここで求められるのは，外来・入院中から退院後の生活を見越して行う支援（退院支援）と，地域医療・介護へ移行していくためのマネジメント（退院調整）です[1]。

　設備や機器，専門職の配置などが階層ごとに異なる医療機関の環境は，患者にとっての「非日常」です。しかし，医療機関で医療・看護サービスを完結させる前提で仕事をするうちに，知らずしらずこうした「非日常」の環境を「当たり前」のものだと考えるようになると，生活の場に根ざした，患者1人ひとりにとっての「日常」に寄り添えなくなる可能性があります。

　地域包括ケアシステムの構築をめざして在宅療養移行支援に取り組むと

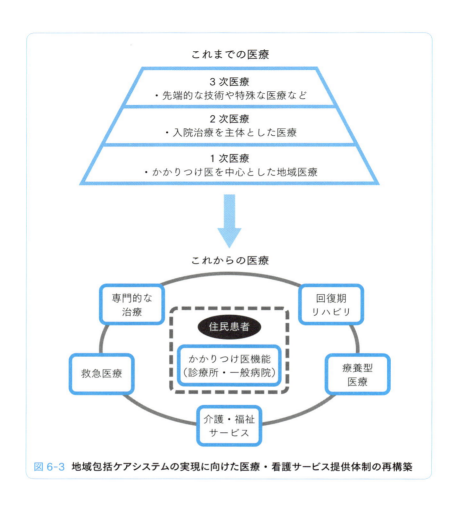

図 6-3 地域包括ケアシステムの実現に向けた医療・看護サービス提供体制の再構築

いうことは，単に仕事のやり方や手順，すなわち看護実践という「活動」に用いるツールを変えるだけでなく，メンバーの 1 人ひとりが取り組みの前提条件やめざすべき姿，そして看護・介護・福祉サービス間の役割分担を捉え直す必要があります。その結果，異なる「活動」領域の垣根を越えて仕事に取り組むメンバーの 1 人ひとりが，それぞれの立場で取り組みの意味や意義を柔軟に，そして深く理解し，患者ごとに異なる「治る，

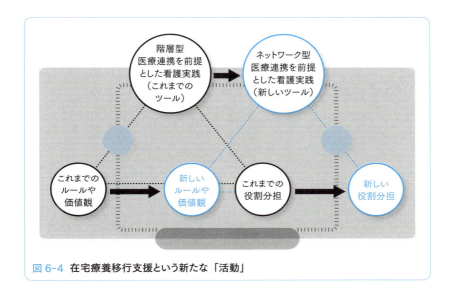

図 6-4 在宅療養移行支援という新たな「活動」

元気になる」という状態を実現するために新たな「活動」を生み出していく必要があるのです（図 6-4）。

そうした状況を実現するためには，取り組みを「地域連携室や患者相談室といった部門」だけに任せるのではなく，「病棟，外来に勤務する看護師 1 人ひとりが，患者 1 人ひとりの退院後の生活に何が必要かを考え，退院支援に主体的にかかわる」必要があります。「現場の看護師 1 人ひとりの意識改革」を通じて，これまでの**看護実践という「活動」の性格を根本的に新しい形に組み替えることが大切**なのです。

"過ごしやすい場所で，その人らしく"
ノットワーキングで「点」を「線」につなぐ

ただし，ここで看護師に求められているのは，自分自身の認識と行動を変化させ，関係者との連携を図ることだけではありません。患者の生活支

援に向けたさまざまな調整を行うに先だって，階層構造の医療連携の考え方に慣れた患者の認識・行動の変化も支援する必要があります。看護師には，「患者・家族にとってよりよい生活を選び取れるように意思決定を」[7]支えるという役割も求められているのです。在宅療養移行支援とは，医療・看護の場における（患者や家族も含む）さまざまな関係者のあり方を根本的に変化させ，これまで「病院完結型」で考えられてきた医療・看護のあり方を「地域完結型」のネットワークに組み替えることで，新たな「活動」を生み出す取り組みでもあるのです。

しかし，ここで「ネットワーク」として検討しているものは，共有化が比較的容易な，治療を目的とした医療従事者間の公式的・固定的なネットワークではなく，「医療・介護・福祉などによる多職種協働」の連携を通じた「活動」を支える，非公式的・一時的でゆるやかなネットワークです。患者（特に高齢者）の生活機能，環境要因，個人的要因がどのように結びつくのかは，地域的要因や患者・家族の状況によって大きく変わってきます。こうした複合的要素を総合的に勘案し，柔軟かつ継続的にさまざまな働きかけを行うためには，**ゆるやかな「結び目」によってさまざまな「活動」領域間を連携させる，多職種協働のノットワーキングが必要**になるのです[8]。

第5章で考察したように，ゆるやかな「結び目」によって生み出される「活動」は，「活動」領域の境界を越えてメンバー間に相互作用をうながし，「標準化された手続きやスクリプト化された規範から逸脱する，創発的なコラボレーション」を実現します。この結果，単に「活動」を足し合わせただけでは実現しない，新たな「活動」のまとまり，すなわち「分散＝共有型の『多重化する活動の場』」が生まれるのです[8]。

---

7 宇都宮宏子ほか：対談　病院から地域への療養移行を再考する．週刊医学界新聞，第3143号（2015年9月8日），2015．
8 山住勝広：ネットワーキングからノットワーキングへ―活動理論の新しい世代．（山住勝広，ユーリア・エンゲストローム編：ノットワーキング：結び合う人間活動の創造へ．新曜社，49，2008．）

「点」として分散する，さまざまなメンバーの協働を通じて「多重化する活動の場」を生み出すためには，メンバーの1人ひとりが同じ理念を共有する必要があります。在宅療養移行支援の場合，そうした理念の1つは患者を長い時間軸で捉える視点だと，宇都宮氏は語っています。

> 外来や入院中の病棟など，患者さんとは一時期の点でしかつながることができなかったのが，これまでの看護でした。でも，1人の患者を長い時間軸で捉えるようにする。そうすれば，個々の点が線でつながり，患者さんの過ごしやすい場所でその人らしく過ごすことを支える看護も実践できるはずです[7]。

宇都宮氏の言葉に示されているように，地域全体に散らばる「点」を「線」で結び，非公式的・一時的でゆるやかなノットワーキングを構築するためには，多職種協働に関わるメンバーの1人ひとりが，「1人の患者を長い時間軸で捉え」，「患者さんの過ごしやすい場所でその人らしく過ごすことを支える」という**認識を共有する必要がある**のです。

"いままで何で気づかなかったんだろう？"「看護の本質」でつながるノットワーキング

宇都宮氏のコンサルテーションの下でこの取り組みを推進した荻窪病院の細川香代子看護部長は，在宅療養移行支援についての話を宇都宮氏から初めて聞いたとき，「この先，10年後の医療全体の問題や，これからやらないといけないことが見えてくる」ような気がしたと語っています。

> 医療情勢が大きく転換している状況の中で，荻窪病院としても急性期病院からしっかり在宅（をカバーする）という仕組みをつくりたいし，訪問看護ステーションとの関わりも強化したいと思いました。

> 看護師をはじめとする病棟のさまざまなメンバーが，病院の中だけで患者と関わるのではなく，生活者としての患者さんに看護を提供できるようにならないと，この大きな変革の波に乗り遅れるぞ，という危機感が私の中にありました。

　また，細川看護部長は，そこで必要となる役割分担が，これまでのような公式的・固定的なものから，**非公式的・一時的で，ゆるやかなものに変化していかなければならない**とも語っています。この取り組みでは，多職種間に新たな役割分担をつくり出す必要があるが，「（あるメンバーからこれまでの役割を）しっかり外す，（その役割を他のメンバーが）分担するということではなくて，むしろ重なり合うところが多いと思っているので，その重なり合う部分をちゃんとつなぎ合わせるというところ」が大事だというのです。

"そうか，私が思っていたのはここなんだ！"
　しかし，この取り組みを通じて最終的に実現したかったことは，「地域連携だとか，在宅療養移行支援をちゃんとやりたい」という目標の先にありました。それは，かつて細川看護部長がICUで働いていたときに漠然と感じていた「病院完結型」の医療・看護に対する違和感から生まれてきた，「看護の本質」を見失わない人材を育成したいという思いでした。

> 　もう本当に何もできない自分がいて，ぜんぜん患者さんの方を向いていなくて，いつも先生の指示ばかりを見ていました。そういうことをずっとやりながら，何か違うぞと思っていました。
> 　でも，何が違うのかよく分からないまま，何年も（ICUで）看護師をやってきて，一般病棟に移ったときに，入院時のオリエンテーションがうまくできなかったんです。「何なんだろう，この患者さんの思

> いって？」「いままで何で気づかなかったんだろう？」って。そういうことができなかった自分に本当にびっくりしたんです。

　細川看護部長は，宇都宮氏が説く在宅療養移行支援の考え方の中に，自分自身の苦い体験から学んだ看護師の「心」の大切さを見出し，「そうか，私が思っていたのはここなんだ！」と感じたのです。そしてこの取り組みを推進することで，「看護師１人ひとりが自立し，倫理観に支えられた意思決定支援を行い，患者さんに寄り添える」ようになるための支援ができると思ったそうです。

「取り決め」の先にあるポジティブな理念

　このことは，在宅療養移行支援の取り組みが，社会保障費の削減と患者・家族の満足度の向上だけでなく，看護師がそこで「看護の本質」を実感できる場をつくり出すということも意味しています。宇都宮氏は，こうした実感は以下のようなプロセスを通じて生み出されると語っています。

> 　患者が生活へ移行するときに抱く過ごしづらさを，少しでも安楽になるよう工夫を凝らす。すると，患者はスムーズに自分の生活を取り戻し，本来持っている力まで引き出されていく。そこに手応えを得られるとともに，「看護の本質がある！」と実感できるんだと思います[8]。

　現在では，在宅療養移行支援はさまざまな施設で取り組まれ，数多くの成果を挙げています。そのため，たとえば「京大方式」と呼ばれる在宅療養移行支援の３段階モデル（入院から退院までを３つのプロセスに分けて退院支援を行う手法）に沿ったスクリーニングシートやチェックシートを整備・活用する，つまり「活動」のツールを準備し，使用することを（多くの場合，トップダウンで）「取り決める」ことができれば，その効果は

表 6-1　荻窪病院の概要

病床数	252 床
診療科数	16 科
入院基本料	7 対 1
患者数	外来 596 名/日, 入院 215 名/日（2017 年 4 月）
病床利用率	85.4%
平均在院数	8.5 日
職員数	684 人（うち看護師職員数 318 人）

自ずとあらわれてくると考えられることもあります。

　しかし，両氏の言葉が物語っているのは，その先にある価値観，すなわち本当に患者に寄り添うためには「患者を長い時間軸で捉え」，看護実践者がそこに「看護の本質」があるということを実感する必要があることです。そして，こうしたポジティブな理念をメンバー間で共有できる状況を生み出さないかぎり，**公式的・固定的な仕組みやルール，メンバー間のつながりは，容易に形骸化する可能性がある**ということなのです。

"ゼロからのスタート"
荻窪病院における在宅療養移行支援の取り組み

　これまでの考察から明らかになったことは，荻窪病院（表 6-1）における在宅療養移行支援の成否を分けるのは，現場の実践において，どのように「看護の本質」に関する実感を生み出し，多職種協働の場でどのように理念の共有を図っていくかということです。では，荻窪病院における在宅療養移行支援の取り組み（図 6-5）では，どのような問題が起き，それをどのように乗り越え，最終的にどのような状態が生まれたのでしょうか？

　幅広い疾患に対応した地域の中核病院である荻窪病院が，宇都宮宏子氏のコンサルテーションの下で取り組みを始めたのは 2012 年のことでした。まず退院調整ワーキンググループを立ち上げ，訪問看護やケアマネー

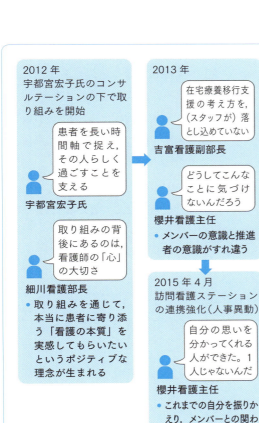
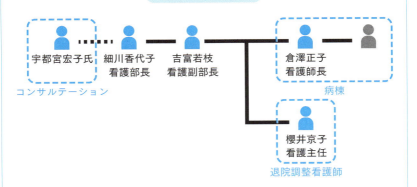

図6-5 荻窪病院の取り組みの概要とインタビュー関係者（職位は取り組み当時のもの）

ジャーの経験を持つ櫻井京子看護主任を退院調整の専従看護師に任命し，病院に併設された訪問看護ステーションや地域包括センターとの連携会議を開催しました。同年6月からは，2回にわたる講義（看護外来師長対象講義，全体講義）を宇都宮氏が行った後，モデル病棟に定めた内科病棟のカンファレンスに参加する形で，3段階モデルに沿った取り組みが始まりました。

しかし，退院調整看護師の役割を与えられた櫻井看護主任にとっては，「ゼロからのスタート」でした。「しっかりと勉強していなかったし，病棟から離れた仕事をずっとしていた」ので，まったく「未知の世界」に足を踏み入れる気持ちだったそうです。

未知の世界に過去の経験を重ね合わせる

とはいえ，退院調整に取り組みはじめた櫻井看護主任の意識には，時間が経つにつれて少しずつ変化が生まれてきます。

> 　地域の方たち，ご家族やご本人と関わって，深いところでお話したり，患者さんからフィードバックをいただくことを通して，みなさんが何に困っていて，病院側がどこでどういう支援をしなきゃいけないかが少しずつ見えるようになってきました。
> 　やっぱり，見ないようにしようと思えば，見ないで済んでいるんですよね，病院側って。その深いところで，患者ご本人やご家族の思いだったり，苦労している地域の方たちの思いと関われたことが，大きなきっかけだったのかもしれません。

こうした意識の変化を支えていたのは，かつての訪問看護の経験でした。

> 　ほんのわずかなきっかけで，利用者さんの状態が少しずつ安定して

> いくところを見ることができたのはうれしかったし，何よりも，いつもナースコールに焦って仕事をしていた記憶があるので，じっくりとお家で話を聞いたりできるっていう環境が新しかったというか。当たり前なのに，何でこれが病院でもできないのかって。そういう意味でとても楽しかったですね。

　宇都宮氏が述べているように，訪問看護の経験は患者が「スムーズに自分の生活を取り戻し，本来持っている力まで引き出されていく」ことへの手応えを感じ，「看護の本質」を実感できる瞬間だったのです[8]。

"どうしてこんなことに気づけないんだろう？"
新たな取り組みへの抵抗と反発

　こうした意識の変化が病棟のスタッフにあらわれるまでには，まだまだ長い時間が必要でした。吉富若枝看護副部長によれば，取り組みをはじめてしばらくは，在宅療養移行支援の考え方を，スタッフが「ちゃんと自分に落とし込めない」状況が続いていました。なかなか好転しない状況に，櫻井看護主任はだんだんと追い詰められるような気持ちになっていったそうです。

> できない自分に葛藤しながら，できていない病棟を責めたり。悪循環だったなあと思うんですね。「どうしてここが分からないんだろう？」「どうしてこんなことに気づけないんだろう？」って。（略）自分を変えられないし，相手も変えることができない，というところがすごくつらくて。でもそれは，自分を理解していないから変われなくて，だから相手を変えようとしたんだろうなあって。

　取り組みを始めてから約1年後の2013年7月に，看護部長として荻窪

病院に赴任した細川氏[9]の目には，この頃の組織が「ある程度の仕組みというか，体制はできたけれども，スタッフたちがやるべきことを退院調整看護師に振ってしまう」状況に陥っているように見えたそうです。スタッフの側では，「仕組みはできたけど，その中でどう動いていいか分からない」し，「看護師長さんもどういうサポートをしていいか分からない」状態だったのです。

　この時期の櫻井看護主任のいら立ちは，第2章（☞ p.55～56）で検討した「学校の学び」による思考法から生まれてきています。「教える」側の自分は正しい知識を伝えている。しかし「学ぶ」側の相手がそれを理解し，行動に反映できていない。その状況を，「学ぶ」側の個人の「問題」として捉えていたのです。

　しかし「職場の学び」は，「ともに仕事する」仲間との間で，観察・模倣・省察を繰り返しながら，主体的に考え，行動する関係性をつくり上げる過程で生まれてくるはずです。では，「自分を理解していないから変われない」状態にいた櫻井看護主任が，自らの意識や行動，相手との関係性に目を向けられるようになるためには何が必要だったのでしょうか？

"何でそんなことが分からないの？"
3段階モデルが生まれた背景から「航海術」を探る

　ここで，宇都宮氏が3段階モデル（図6-6）を生み出すまでの紆余曲折が大きなヒントを与えてくれます。なぜなら，このモデルは，宇都宮氏が京都大学医学部附属病院で退院支援の取り組みを推進する中で生じたメンバーの抵抗や反発に直面した経験から生まれたツールであり，これを十分に活用できるようになるまでには自分自身の意識と行動を大きく変える必要があったからです。

---

[9] 荻窪病院は2007年からセコム医療システムの提携病院になっており，細川氏はそれまでセコム医療システムに勤務。

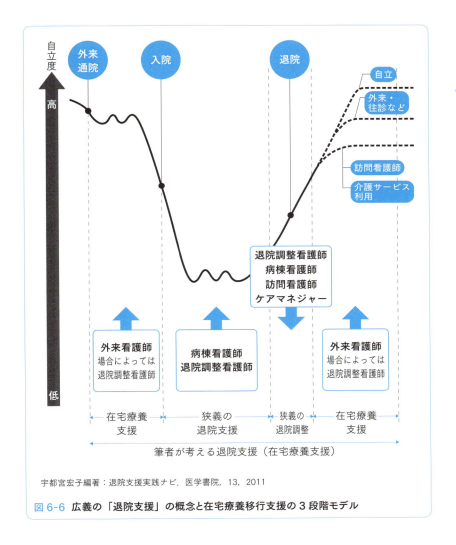

図 6-6 広義の「退院支援」の概念と在宅療養移行支援の3段階モデル

　宇都宮氏は，訪問看護師としての経験を活かし，2002年から京都大学医学部附属病院の地域ネットワーク医療部で退院支援の取り組みを開始しました。着任当時の（地域ネットワーク医療部の）取り組みは，ともすれば「行き先探し」の退院調整になっていました。こうした状況を変え，患

者や家族，地域の実情を念頭に置いた退院支援ができるよう医療ソーシャルワーカーに働きかける一方で，病棟や外来の忙しい看護師が，看護という視点から地域の患者の生活を思い描くための勘所を伝えようとする試行錯誤が始まったのです。

　しかし，すぐに成果が出たわけではありませんでした。「入院前の患者の暮らしを知ることは大事だよ」と伝えても，「生活者」としての患者に接することの少ない病棟の看護師にはなかなか理解してもらえず，「そうなんだ！」と感じてもらうまでに１年くらいの歳月を要したそうです。このような状況に置かれた宇都宮氏は，櫻井看護主任と同様に何かにつけ「何でそんなことが分からないの？」と怒ってしまい，多くのスタッフを怖がらせると同時に，自分が「四面楚歌な状態」にいるような気になったと語っています。

　ちょうどその頃，看護部長から「あなたがいなくてもチーム全体が動く仕組みをつくるためには何が必要なのかを考えてほしい」と告げられたことが，３段階モデルが生まれるきっかけになりました。宇都宮氏は，「とにかく成功事例のカルテをザーッと拾い上げて，入院から退院が決まるまでの過程を支援や看護の視点で」分析したそうです。この取り組みを通じて，「まず入院時と，その次に病棟でやらなければいけないチームアプローチと，いわゆる医療ソーシャルワーカーが中心になって制度やサービスにつなぐ部分を明確に分けよう」という発想が生まれてきました。すなわち後の３段階モデルの枠組みがつくられていったのです。

　ここに示されているのは，「分散＝共有型の『多重化する活動の場』」をつくるという視点です。宇都宮氏が開発した３段階モデルでは，入院時，入院中，そして退院後の患者に対するさまざまな支援や看護にどのような「活動」が関わり合っているのか，そうした異なる「活動」間にどのような結びつきが必要なのか，そしてこうした結びつきを実現するために，どのような情報を「活動」領域の垣根を越えて受け渡す必要があるのかといっ

た視点から，スクリーニングシートがつくり上げられているのです。

"もっと活き活きと仕事ができるようにしようよ！"
ポジティブ・マネジメントとしての在宅療養移行支援

　もちろん，在宅療養移行支援を3つの段階に分け，スクリーニングシートなどのツールを整備しただけで，「四面楚歌な状態」がすぐに解消し，自分がいなくても「チーム全体が動く仕組み」が動き出したわけではありません。そのためには，「必死で自分を変え」，スタッフとのこれまでの関わり方を大きく変える必要がありました。

　その大きなきっかけとなったのは，カンファレンスに集まる訪問看護師が活き活きと仕事をしているのに対して，病棟看護師は疲労困ぱいしている様子を目にしたことでした。「病棟看護師が活き活きと仕事をしていなければ，訪問看護師ばかりが一生懸命になったって意味がない。『もっと活き活きと仕事ができるようにしようよ！』」と思ったのです。

相手との関係性を変化させる

　まずは問題を，そして相手を理解しようと努めました。そして医師の了解を得て，インフォームド・コンセントの場に看護師が同席し，医師が語る「治療モデル」を看護師が「生活モデル」に落とし込み，患者や家族に伝える試みをはじめました。また，カンファレンスの場では，相手にさまざまな問いかけを行うようにしたそうです。

> 　まずは「よくそこに気づいたね」と承認し，「どうして介護保険が必要だと思ったの？」と尋ねる。そこで「1人暮らしだから」という答えが返ってきたとすると，「1人暮らしでも介護保険を使っていない人もいるやん」と問いかけるんです。（略）
> 　どうしても退院支援や退院調整ってソーシャルサポートの視点で行

> きがちなんですね。1人暮らしか，お金があるか（などの視点）。私たちはナースなんだから，術式を見て，術後のイメージを描いて，リハビリの記録を見て，「あと2週間しか病院にいないけど，大丈夫かな？」という視点から患者の姿をイメージし，看護を組み立てることができなければならないんですね。

　宇都宮氏は，これまでの自分の取り組みが「ポジティブ・マネジメントそのものだった」と語っています。たしかに，ここに生まれている宇都宮氏の意識と行動の大きな変化がめざしているのは，**相手との関係性を変化させることによってポジティブな感情を醸成し，これを具体的な行動の変化に結びつけること**だといえるでしょう。

異なる「活動」間をノットワーキングするポジティブ・マネジメント

　メンバーに具体的な行動をうながすためには，取り組みを段階に分け，各段階でやるべきことをチェックシートにまとめるといった，行動のためのツール整備が欠かせません。しかし最終的にメンバーに望んでいるのは，決められた通りにチェックするという行動ではありません（「現場のナースはチェックマシンではありません」）。その行動が「患者の人生をどう構築していくのか」というポジティブなビジョンに結びつくことを，メンバーの1人ひとりが認識や感情の部分でしっかりと実感できるようになることが大切なのです。

　ここで，第5章（☞ p.148～150）で指摘した，異なる「活動」をノットワーキングするための条件を思い出してください。異なる「活動」を深く結びつけるためには，それぞれの「活動」がめざす最終目標をしっかりと重ね合わせる必要があります。そのためには，公的な取り決めや仕組みをつくるだけでなく，「活動」の境界を越えてメンバー間に相互作用を生み出し，メンバーの認識を深いレベルで変化させることが重要なのです。

そのような視点で捉えれば，ここに示される宇都宮氏の取り組みは，境界を越えて，異なる「活動」間をノットワーキングするためのポジティブ・マネジメントだといえるでしょう。

"現場のナースが気づくまで待つ"
推進者自身に求められる「意識変革」

　宇都宮氏のエピソードは，現場でポジティブ・マネジメントを推進する立場にある者，特に多職種連携や地域包括ケアシステムの構築といった，異なる「活動」間の連携を模索する者に大きな示唆を与えてくれます。それは，計画推進者が関わり合う相手「だけ」に意識の変革を求めても，深いレベルでメンバーの認識を変化させられる状態は生まれないということです。

　メンバーの反発や抵抗に直面し，苦しい体験をくぐり抜けることによって，まずは自分自身の意識を大きく変えることができてはじめて，相手の意識と行動の変化をうながすきっかけに目を向けることができるのです。こうした過程を通じて，「何でそんなことが分からないの？」と怒るのではなく，相手を承認し，問いかけ，「現場のナースが気づくまで待つ」ことの大切さに目を開くことで，メンバーを「変える」のではなく，メンバーが「変わる」ための環境をつくることが大切だという学びが生まれてくるのです。

　イントロダクション（☞ p.8〜9）で示したように，組織変革の「航海術」とは，その過程で生じる不測の事態に際して，組織や職場の特性に応じて計画を柔軟に変更・修正するとともに，さまざまな形でメンバーへの働きかけを行っていくことです。これは，宇都宮氏のエピソードに描かれているように，計画を推進する立場にある者が，目の前の問題を，そして相手を理解しようと努め，さまざまな他者と関わり合い，対話を繰り返すことにほかなりません。その過程で，まずは自分自身が「職場の学び」を深め

ること，すなわち自らの意識と行動を変え，相手との関係性を変化させることで，関わり合うメンバーの意識の変革がうながされ，それが結果的に行動に反映されるということを学ぶプロセスが，組織変革だといえるのです（図 6-7）。

　なかなかメンバーの理解が得られないことに悩み，自分を変えるのか，相手を変えるのかという二項対立に苦しめられていた櫻井看護主任に必要だったのは，**自分と相手との関係性に目を向け，両者をともに変化させる力を持った，新たな関わり合い方を模索する**ことでした。それは実践している人たちの力を信じ，相手を承認し，迷いに目を向け，問いかけ，待つといった，相手との関わり合いを通じて築かれていくのです。

"一気に改革を進めることにしました"
組織変革における管理者の役割

　計画推進者が自分自身の意識と行動を変化させる必要があると言うと，組織変革の成否が個人の意識や行動の変革に委ねられているように感じられるかもしれません。しかし，第 2 章（☞ p.60〜63）で管理者の役割について考察したときと同様に，ここでも看護管理者には，そうした個人の意識と行動の変革をうながす「環境を整える」という役割も求められています。

　荻窪病院においても，取り組みが思うように進展しない状況に対して，管理者の側でこれを打開する手立てを講じていなかったわけではありません。退院支援強化研修に参加し，身をもって在宅での看護の実情を知ることの大切さを実感した吉富看護副部長は，2013 年 4 月から院内の教育プログラムに訪問看護実習を組み込んでいます。また，櫻井看護主任も，宇都宮氏のコンサルテーションが終了した 2014 年からは特に，これまでには行ってこなかったさまざまな要望を病棟に伝えるべく積極的に声を上げるようになっていました。

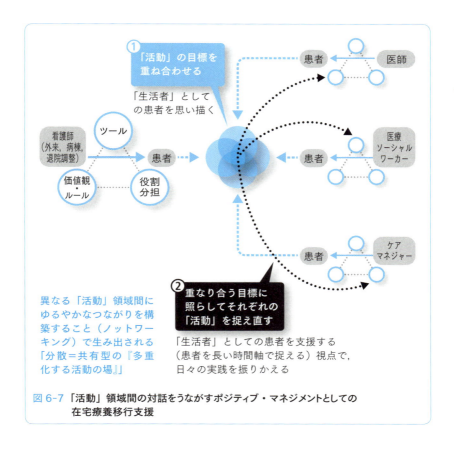

図 6-7 「活動」領域間の対話をうながすポジティブ・マネジメントとしての在宅療養移行支援

　しかし，こうした努力もなかなかすぐには実を結ばず，2014年の秋ごろには，櫻井看護主任がとても苦労している様子が細川看護部長の目にとまるようになってきました。

　転機が訪れたのは2015年4月のことでした。状況を打開する突破口として，それまでの課題の1つだった訪問看護ステーションとの連携強化に向けて，細川看護部長は病院の看護師長を訪問看護ステーションの所長に任命しました。また，この年の4月から9月までの半年間，櫻井看護主任を訪問看護ステーションに異動させるとともに，外来の看護主任を退

院調整の専従看護師に任命することにしたのです。

　ここで，第2章（☞ p.60〜63）の庄原赤十字病院における「県民の森研修」の考察で明らかになった，組織変革において管理者に求められる2つの役割を思い出してください。

❶ビジョンを明確化する
❷メンバーどうしの良好な関係を維持・促進する

　さらに，第5章（☞ p.151〜155）で指摘したように，越境学習を実現するためには，「活動」領域の境界を越えて，現在の取り組みに疑問を投げかけ，批判的に検討・分析することが必要でした。細川看護部長のこうした「改革」は，明確なビジョンのもと，計画を推進するメンバーたちが（なかば強制的に）**越境学習**を深め，その結果，「活動」領域を越えた対話が生まれる状況をつくり出した，つまり個人の中に意識と行動の変化をもたらす環境を整えたということが，その後のメンバーの変化から明らかになります。

"1人じゃないんだ"
関係の変化から生まれる個人の意識と行動の変化

　スタッフとの関わり方を変えるべく自分なりの努力を続けていたことに加えて，この「改革」に伴う異動が大きなきっかけとなって，櫻井看護主任の気持ちに変化が生まれてきます。一時的に退院調整の専従看護師の任から離れられることや，「（それまでに自分が担当していた職務を新たに担うことになった外来の看護主任という）私の思いを分かってくれる人ができた」ことで，櫻井看護主任はとても気持ちが楽になり，「1人じゃないんだ」と思えるようになったと語っています。それは，かつての自分をそこに投影し，それまでの自分と相手との関係性について振りかえり，これ

からの関わり合い方を変えていく上での大きなきっかけになったと考えることができます。

吉富看護副部長は，櫻井看護主任の行動にあらわれた変化を次のように述べています。それまで彼女が試行錯誤しながら頑張っていたのは分かっていたが，当初は「どうすればスタッフたちが動いてくれるのか？」とか，「なぜ情報を取ってきてくれないのか？」というところで悩んでいたように見えていたそうです。

> その後，やっぱり自分が動くより，まずは相手に「これをやってみてはどうですか」とか，「どう考えているの？」といった提案や問いかけを多くしていったと思いますね。彼女なりの工夫をしながら，関わっていったのではないかと思います。

倉澤正子看護副部長は，病棟カンファレンスでの櫻井看護主任の様子を以下のように振りかえっています。

> 櫻井さんが病棟の看護師に質問をするようになると，スタッフも「じゃあ，そういうところが足りなかったんだねえ」と分かるようになる。すると，「自分たちでも患者さんはどう思っているのか，直接聞いてみようよ！」って（声が上がるようになりました）。（略）
>
> そして，櫻井さんが「患者さんたち，どう思っているんだろうねえ？」とか，「どうしたいんだろうねえ？」といった問いを投げかけるうちに，「では，私，今度聞いてみます！」というスタッフの行動が生まれました。

ここにあらわれているメンバーとの関わり方の変化は，カンファレンスの場で相手にさまざまな問いかけを行うようになった宇都宮氏の行動にき

わめて近いものです。また，こうした変化によって引き起こされるメンバーの意識・行動の変化は，第５章（☞ p.144〜147）で慶應義塾大学病院におけるEBP導入の取り組みを検討する過程で明らかになったEBPチーム・メンバーの変化（「調べたいことが本当にそうなのか確認してみよう！」）と共通しています。

　細川看護部長の「改革」は，櫻井看護主任が**自分と相手との関係に目を向け，実践する人たちを信じ，問いかけ，待つことで，そこに何が生まれるのかに目を向ける大きなきっかけを生み出した**といえるでしょう。そして，さまざまな「活動」領域間の「結び目」としての役割を担う者にあらわれた意識と行動の変化は，関わり合うメンバーが日々の実践の中で抱いていた疑問の根拠への振りかえりをうながすだけでなく，実際に患者の役に立つことを確信するための行動の変化を引き起こすことになったのです。

"できているね。頑張っているね"
承認によって変化を日々の実践に定着させる

　退院調整看護師の働きかけを通じて病棟看護師の意識と行動に変化のきざしがあらわれたとしても，必ずしもそれが日々の実践に定着するとはかぎりません。櫻井看護主任が述べているように，「多忙な急性期病院で，日々ケアに追われていると，つい退院支援の優先順位を低く捉えてしまうこと」もあるため，意識と行動を現場の実践にしっかりと定着させるためには，「看護師長さんなり，リーダーさんから，『これは大事なことだよね』『それはできているかな？』『できているね。頑張っているね』」と認めてもらうことがきわめて重要なのです。

　第３章（☞ p.95〜97）で指摘したように，意識と行動の変化を実践に定着させるためには，日々の仕事における上司からの承認を通じて，自分自身の価値や役割に対するポジティブな確信を生み出す状況をつくり出すこと，すなわち**状況に埋め込まれた学習**の環境を整えていく必要があ

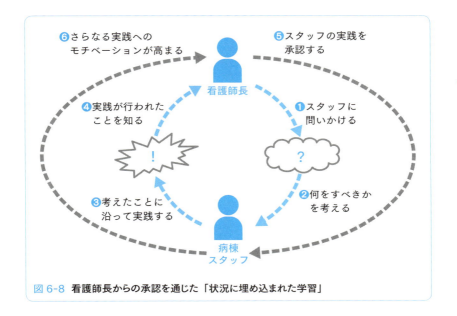

図 6-8 看護師長からの承認を通じた「状況に埋め込まれた学習」

ります（図 6-8）。

　では，そうした環境はどのような働きかけを通じてつくり上げられるのでしょうか？　スタッフに対する倉澤看護副部長の働きかけが，そのヒントを与えてくれます。2014 年まで複数の病棟で看護師長を務めていた倉澤看護副部長は，まず病棟会で宇都宮氏が説く在宅療養移行支援の話をして，スタッフに対して「患者さんの気持ちをつかまなきゃいけないよね」というメッセージを伝えたそうです。

　その後，週に 1 回開催される退院支援カンファレンスの中で，たとえば介護保険制度が話題に上り，「どこに申請に行けばいいんでしたっけ？」という具体的な疑問がスタッフから出てくるようになると，「『では，ソーシャルワーカーさんに聞いてみましょうか』とか，『要介護度ってこういうことなんだよね』といったことについて，ちょっとずつ話をしながら」，スタッフの意識を方向づけていきました。

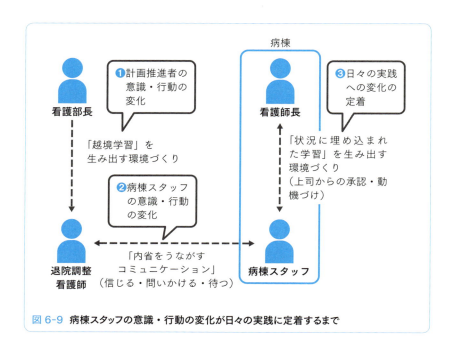

図 6-9 病棟スタッフの意識・行動の変化が日々の実践に定着するまで

当時病棟師長をしていた倉澤看護副部長も，当初は迷いながらの関わり合い方だったと語っています。しかし，外科病棟，内科病棟を経て，循環器病棟に異動するまでの間には，メンバーとの関わり方が変化していったそうです。宇都宮氏や櫻井看護主任と同じように，多忙な中で，ついつい優先順位が下がりがちな退院支援の重要性を，スタッフに日々思い起こさせ，承認し，動機づけることで，新たな意識と行動を現場に定着させるための環境づくりを意図的に行うようになっていったのです（図 6-9）。

自らをデザインして，進化し続ける組織
在宅療養移行支援の取り組みと「学習する組織」

これまでの考察から明らかなように，さまざまな立場から在宅療養移行支援に関わる計画推進者の意識と行動が変化するプロセスには，数々の共

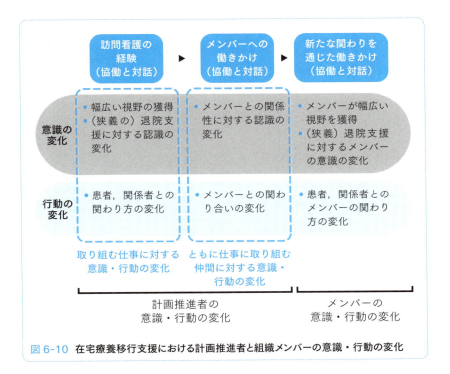

図 6-10 在宅療養移行支援における計画推進者と組織メンバーの意識・行動の変化

通点を見出すことができます。

　この取り組みでは，置かれた立場や，取り組みにおいて担う役割に違いはあっても，計画を推進する立場にあるメンバーの1人ひとりが，時に苦しい状況をくぐり抜けながらもそれまでの自分の考え方を大きく変えています。その結果，メンバーがともに仕事に取り組む相手との関わり合いの中で「職場の学び」を深める状況が生まれています。さらに，地域で暮らす患者に寄り添い，支援するという部門や組織を越えたビジョンを共有し，看護組織内の諸部門だけでなく，さまざまな社会的サービスの横断的なつながりを実感できるようになっているのです（図 6-10）。

「学習する組織」と「分散＝共有型の『多重化する活動の場』」

　メンバーどうしがこうした関係性で結ばれた「活動」領域間のつながりを，これまで「分散＝共有型の『多重化する活動の場』」と呼んできました。では，このようにノットワーキングを通じて部門間や組織間がゆるやかにつながり合った状態は，それまでの状態と何が異なっているのでしょうか？

　ピーター・M・センゲが提唱する**学習する組織**という考え方は，この点に関する大きな示唆を与えてくれます（図6-11）。センゲによれば，「学習する組織」とは，「目的を達成する能力を効果的に伸ばし続ける組織」であり，「変化の激しい環境下で，さまざまな衝撃に耐え，復元するしなやかさ（レジリエンス）を持つとともに，環境変化に対応し，学習し，自らをデザインして進化し続ける組織」です[10]。

　「学習する組織」をつくり出す上で最も重要な役割を果たすのは，1人ひとりのメンバーの意識と行動が大きく変化すること（ならびにその過程で学びを得ること）です。ここに生じる個人の変化は，メンバーどうしの相互作用を通じてつながり合うことによって，組織全体，さらに組織間のつながり全体が，学びを深め，行動を変えていくための環境として生まれ変わるきっかけを生み出すのです。

　センゲの言葉を，本書で用いてきた言葉に置き換えれば，「自らをデザインして，進化し続ける組織」とは，組織が集団として実践している自らの「活動」を振りかえり，環境の変化に適応する形で新たな「活動」に組み替え直す力を持つとともに，そうした変化を自らが継続的に生み出すことができるということを意味しています。従って「学習する組織」とは，メンバーの1人ひとりが内省を通じて自分たちの「活動」を意識化するとともに，現在の状況に照らしてどのような「活動」が必要になるのかを考え，さまざまな関係者との協働と対話を通じた試行錯誤を繰り返しなが

---

[10] ピーター・M・センゲ：学習する組織―システム思考で未来を創造する．英治出版，5，2011．

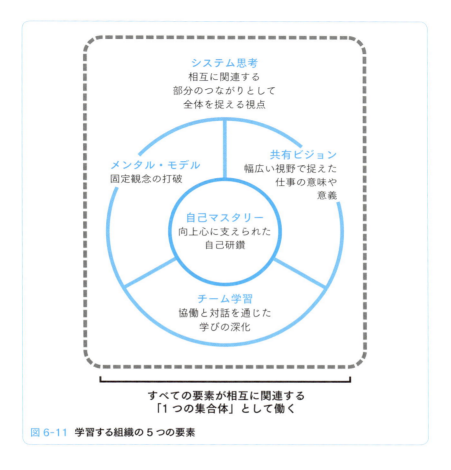

図 6-11 学習する組織の5つの要素

ら，新たな「活動」の姿を探り当て，メンバーの意識と行動に内在化させる力を持った組織なのです。

　センゲは，「学習する組織」を成り立たせる5つの要素（図6-11）として，**自己マスタリー**，**メンタル・モデル**，**共有ビジョン**，**チーム学習**，そして**システム思考**を挙げています[11]。在宅療養移行支援の取り組みにお

---

11 前掲書10），39-49．

ける計画推進者と組織メンバーの意識・行動の変化（図6-10）に示されている多くの項目が，「学習する組織」の5つの要素に対応していることからも分かるように，医療・介護，住まいや生活支援，そして介護予防といったさまざまな社会的サービスの切れ目ないネットワーク（**地域包括ケアシステム**）に位置づけられる在宅療養移行支援の取り組みは，地域全体を「学習する組織」として再編成するための試みだといえるのです。

"地域の力を信じる"
部分のつながりが全体を超える

「学習する組織」の要は，5つの要素が「1つの集合体として」働くことです。その結果，メンバーの1人ひとりが「全体は部分の総和に勝る」ことを実感できるようになります。メンバー全員が，さまざまな関係者との幅広いつながりの中で自分が置かれた状況を捉えることによって，目の前で起きている状況を「自分事」として実感できるようになる，すなわちそこに何らかの問題が起きたとすれば，それは自分自身の行動と深く関わっているだけでなく，「自分自身の行動を通じて変えられる状況として感じられる」という意識と行動のつながりが，「学習する組織」を成り立たせているのです[12]。

　では，在宅療養移行支援の取り組みにおいて，「学習する組織」の5つの要素が「1つの集合体」として働くことで，メンバーにどのような意識が芽生えるのでしょうか？　これを鮮やかに示しているのが，宇都宮氏が語る「地域の力を信じる」という言葉です。

　（狭義での）退院支援をしていると「自分たちが全部やらなければならない」と思いがちになります。しかし，在宅療養移行支援の取り組みにおいて，「あなたたちがやるのは当たり前のことだけで，あとは地域に任せ

---

[12] 前掲書10），47-48．

ればいい」と宇都宮氏は語っています。

　宇都宮氏が地域の力に目を開いたのは，まだ介護保険制度が導入される前のことでした。行政の高齢者支援担当のケースワーカーや介護福祉士らとともに，患者の自宅で看護の方向性について検討していると，近所に住む女性がやってきて，話に加わり，自分にできることはないかと申し出てきたのです。その出来事をきっかけに，病気ではなく患者や家族，そして患者が住む地域を見て，「その人が持っている力と，周りの人の支えと，もしかすると家や庭，風などの自然も含めた力を取り戻す」ことが，看護の本質であると実感したそうです。

地域全体を「学習する組織」に生まれ変わらせる

　この実感は，宇都宮氏個人の感覚としてわき上がっているように見えますが，そうした感覚は1人ひとりが学びを深め，意識と行動の変化をうながす，「学習する組織」としてのメンバーの関係性の土台の上に成り立っています。つねに自分を向上させようと思いながら（**自己マスタリー**），他のメンバーと関わり合い，その過程で学びを深め（**チーム学習**），それまでの固定観念（**メンタル・モデル**）を打破するとともに，他のメンバーとビジョンを共有すること（**共有ビジョン**）によって，さまざまな力がつながり合う地域の中で，自分にできることにしっかりと取り組んでいけば，部分の単純な総和を上回る全体，すなわちさまざまな形で存在する地域の潜在力を実現できるはずだ（**システム思考**）という意識が生まれているのです。

　メンバーの1人ひとりがそのような意識を持ち，「領域」の垣根を越えた協働と対話を通じて内省を深め，つながり合い，新たな「活動」を模索し，生み出し，定着させていくことが，在宅療養移行支援の取り組みを通じて「分散＝共有型の『多重化する活動の場』」を生み出すことであり，地域全体を「学習する組織」としてつくり上げることなのです。

この章では，荻窪病院における在宅療養移行支援の取り組みの検討を通じて，「分散＝共有型の『多重化する活動の場』」をつくり，これを看護コミュニティの外側にまで拡大するための条件とプロセスについて考えてきました。

　異なる「活動」をノットワーキングするためには，メンバー間に相互作用を生み出し，深いレベルでの認識の変化をうながすことで，それぞれの「活動」の最終目標を重ね合わせる必要がありました。本章の検討から明らかになったのは，ノットワーキングにより実現する「分散＝共有型の『多重化する活動の場』」の実践範囲を拡大するプロセスでは，**異なる「活動」間の連携を推進する立場のメンバーが，自分自身の意識と行動を変えることがきわめて大きな役割を果たす**ということでした。

　関わり合う相手「だけ」に意識の変革を求めるのではなく，まずは自分自身の意識を変え，相手との関わり合い方を変えることによって，最終的には相手の意識と行動の変化をうながすことができるという気づきを得られるかどうかが，実践範囲の拡大を大きく左右することになるのです。

　また，「活動」間の連携を通じて実践範囲が拡大するということは，単に多くのメンバーの意識と行動が質的に変化するということではなく，ノットワーキングによって結びついた「活動」のまとまり全体が質的に変化するということも明らかになりました。

　メンバー1人ひとりの意識と行動の変化が，他のメンバーとの相互作用を通じて集団全体の学びや新たな行動を生み出し，集団が持つさまざまな潜在力をそれまでになかった形で実現することにより，部分の単純な総和を上回る全体の力を生み出すことができるのです。そのような意味で，「分散＝共有型の『多重化する活動の場』」をつくり，広げていくということは，「活動」の境界を越えて「学習する組織」をつくり上げることにほかならないのです。

「分かる」を生み出す関係性?
内省をうながすコミュニケーションが前提とする考え方

　第6章では,「学校の学び」の考え方が,「何でこれが分からないんだろう?」という感情を生み出すという話をしました。では,相手が何かを「分からない」ということを,「ともに仕事する」仲間の間で「職場の学び」が生まれていない状況として捉え,相手ではなく自分の行動に原因を探ることができるようになるためには,どのような発想の転換が必要になるのでしょうか?

「分かっている」をどう確かめるのか?
　みなさんは,相手が何かを「分かっている」かどうかをどのように確かめますか? おそらく,どう理解したのか,そこで何をどのように行ったのかを見きわめる質問を行い,なぜそうした,あるいはしなかったのかを確認し,判断や行動の意味について,さらに質問を投げかけることでしょう。

　では,こうしたコミュニケーションはどのような前提のもとで行われているのでしょうか? 相手が状況をどう理解し,どんな判断を下し,何をしたかといった事実や認識や行動に関する「回答」が,言葉で表現できる形で相手の中にすべて詰まっているはずだという前提に立ってはいませんか?

　第3章に示されていたように,たとえ日々の仕事でさまざまな能力を発揮していても,それをコンピテンシーの発揮として言語化し,意図を伴

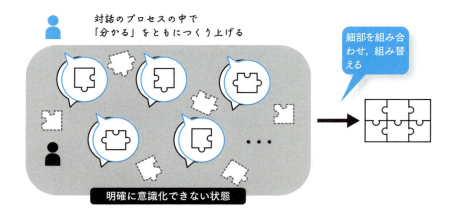

う行動として繰り返し実践できるかどうかは別の話です。このように，行動はしていても，「分かっている」こととして言葉で表現することができない場合，それを「分かっていない」と判断してよいのでしょうか？

「分かる」が出来るまでに

「内省をうながすコミュニケーション」は，こうした状況のもとで，ともに「答え」をつくり出すためのコミュニケーションです。「内省をうながすコミュニケーション」では，相手の中にすべての（言葉にできる形での）「回答」が存在しているのではなく，行動してはいても意識化できないこともあれば，部分的に分かっていても全体としてうまくつながっていない経験もあるという前提に立っています。

このため，「内省をうながすコミュニケーション」では，自分が経験したことのさまざまな細部を思い起こしてもらい，すでに「分かっている」ことを組み合わせ，組み替えてもらいながら，いま・ここで行うコミュニケーションのプロセスの中で，新たな理解をつくり上げるための支援を行おうとします。

それは試験の答案を採点するように，相手の中に「回答」があるかどう

かを確認する作業ではありません。私が「教える」側で，相手が「学ぶ」側にいるのではなく，「ともに仕事する」仲間として双方が学びを深めながら「答え」を見出していけるはずだという信念から始まる共同作業なんですね。

「分かる」を生み出す関係性

　もちろんそれは簡単なことではありません。しかし，「人には秘められた力がある」かどうかは，これから先にできるようになる可能性があるということを信じ，相手に働きかけた後でなければ，その正しさを確かめることができません。

- いまはすぐには言葉にできなくても，やがて相手が気づくことができると信じることができるのか？
- その信念のもとで相手の疑問や迷いを受け止め，問いかけることができるのか？
- そして何より，時間をかけて相手が事実や経験をつなぎ合わせ，組み替えるのを待つことができるのか？

「ともに仕事する」仲間として，相手と一緒に「答え」を探し，その過程で自分にとっての「職場の学び」を深めていくということは，こうした問いかけを自分自身に投げかけ，「内省をうながすコミュニケーション」を実践することによって，相手が「分かる」状態をともにつくり出していることを実感する，ということなんですね。

　そう思えるようになれば，意識が自分の行動に向くだけでなく，自分の行動の中に相手も見えてくるようになるはずです。まさにこのとき，第6章に描かれていた「自分と相手との関係性に目を向け，両者をともに変化させる力を持った，新たな関わり合い方」がそこに生まれているに違いありません。

第7章
古くて新しい組織変革の「航海術」
全体のまとめ

　第5・6章の考察の焦点は次の2点でした。性格の異なる「活動」間に「結び目」をつくり，関わり合うメンバーどうしで取り組みの意味や意義を共有するプロセスがどのようにつくられるのか？　その過程で誰がどのような役割を果たすのか？

　この章では，第5・6章の検討内容を振りかえり，「分散＝共有型の『多重化する活動の場』」を生み出すための条件を明らかにするとともに，これまでの考察全体から浮かび上がってきた，集団の「活動」としての看護実践における感情の働きについて考えていきます。最後に，こうした視点を念頭に置いて，この本を通じて考察してきた組織変革の「航海術」の特質を明らかにしていきます。

第4のレベルの矛盾の解消と
ファシリテーターの役割

　第5・6章での検討結果を振りかえる前に，まず第4章（☞ p.114〜122）で検討した矛盾の4つのレベルと新たな「活動」が生まれるプロセスを思い出してみましょう。集団の「活動」がまったく新たに生み出されるためには，「活動」が内包する（第1と第2のレベルの）矛盾の存在が明らかになり，これを解消するための試行錯誤を通じて新たなツールを生み出す必要がありました。こうして生まれた「活動」領域を拡大する過程では，矛盾に直面し，試行錯誤を行った経験のないメンバーに「活動」の

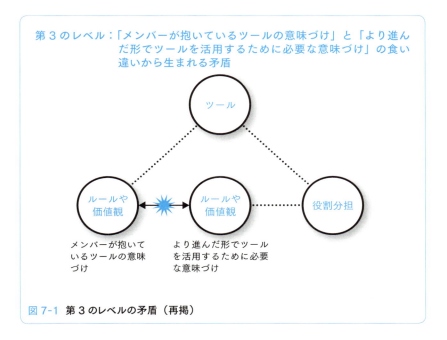

図 7-1 第 3 のレベルの矛盾（再掲）

意味や意義が浸透しないという第3のレベルの矛盾（図7-1）が生まれてきます。

このレベルの矛盾を解消するためには，メンバーの1人ひとりが，あたかも先行ツールが存在していないかのように混沌とした状況と向き合い，内省を深めることによって新たなツールを生み出すプロセスを追体験する必要がありました。

そして，第5・6章が検討の対象としていたのは，第4のレベルの矛盾をどのように解消するかという点です。第4のレベルの矛盾は，生み出されたツールの実践範囲を，性格の異なる「活動」領域にまで広げていこうとするプロセスで生まれてきます（図7-2）。つまり，異なる「活動」間にまたがるメンバーが，新たな取り組みの意味や意義を共有できない状況です。

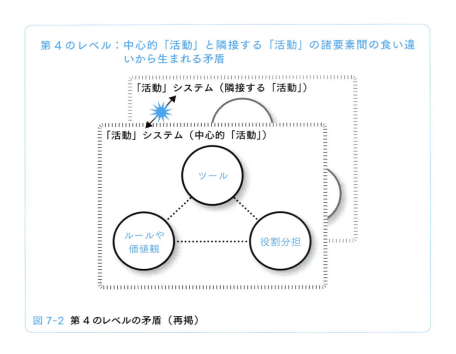

図 7-2 第 4 のレベルの矛盾（再掲）

メンバーの不全感に焦点を当てた「内省をうながすコミュニケーション」

　第 5 章（☞ p.154〜155）の慶應義塾大学病院における EBP 導入に関する考察が明らかにしたのは，第 4 のレベルの矛盾の解消でも第 3 のレベルと同様のプロセスが必要だということでした。つまり，第 4 のレベルの矛盾を解消する場合においても，臨床の看護師が実践の中で感じている「フラストレーション」や「不全感」に目を向け，「活動」領域の垣根を越えた対話をうながし，看護実践の背後にあるルールや価値観，役割分担に関する内省を深め，先行するツールが存在していないかのように，関わり合うメンバーが協働で新たな方法を模索することが必要不可欠な条件だったのです。

　第 5 章における検討の過程では，「活動」間に「結び目」をつくるためには，計画推進者が果たす役割がきわめて重要になることも分かってきま

した。EBP導入を推進する立場の者に求められていたのは，エビデンスを全て探し出し，提供する（「活動」のツールを最初から提示する）ことではなく，現場のメンバーが抱く「疑問についての話を盛り上げる」ことだったのです。言い換えれば，メンバーの1人ひとりが，システムがはらむ矛盾によって引き起こされる日々の「フラストレーション」や「不全感」に立ち返り，内省をうながすコミュニケーションを通じて，結果的に先行ツールに合致する考え方や行動を「発見」する場を生み出すことです。これによって，異なる「活動」の目標を重ね合わせ，「活動」の諸要素を見直し，結びつけられたさまざまな「活動」のまとまりの性格を大きく変化させるのです。

　従って，性格の異なる「活動」間に生じる第4のレベルの矛盾を解消するということは，**内省をうながすコミュニケーションの場をつくり出し，そこでメンバーどうしの相互作用をうながすことによって，ノットワーキングを実現すること**にほかなりません。そのためには，「活動」間に「結び目」をつくり出すことで「分散＝共有型の『多重化した活動の場』」を生み出す，ファシリテーターの役割がきわめて重要になるのです。

計画推進者に求められる自身の意識変革

　第6章の在宅療養移行支援の取り組みに関する考察のポイントは，「活動」の実践範囲をさらに拡大するプロセスで，計画推進者がどのようにして自分に求められる役割に気づき，行動を変えていくのかという点でした。

　医療・介護・福祉といった，性格が大きく異なる「活動」を結び合わせ，地域で暮らす患者に寄り添い，支援するためのネットワークである地域包括ケアシステムを構築するためには，「活動」領域の境界を越えて，関わり合うメンバー1人ひとりが部門や組織の境界を越えたビジョンを共有し，さまざまな社会的サービスの横断的なつながりを実感する必要があります。

この取り組みの一部を成す在宅療養移行支援においても，看護組織が自らの「活動」を振りかえり，環境変化に適応する形で新たな「活動」に組み立て直す必要がありました。そのためには，メンバー1人ひとりが内省を通じて自分たちの「活動」を意識化し，現状に照らしてどのような「活動」が必要なのかを考えるとともに，関係者との協働と対話を通じた試行錯誤を繰り返しながら，新たな「活動」の姿を模索し，メンバーの意識と行動に内在化させることがきわめて重要でした。

　ここに描かれていた宇都宮宏子氏と櫻井看護主任のエピソード（☞p.178〜182, 184〜188）は，**大きく性格の異なる「活動」を結びつけるためには，計画推進者が自分自身の認識を大きく変える必要がある**ことを物語っていました。「活動」間に「結び目」をつくり出す立場の者に必要なのは，関わり合う相手「だけ」に意識の変革を求めるのではなく，（ときにメンバーの反発や抵抗に直面し，苦しい状況を乗り越える経験を通じて）まずは自分自身の意識を変える必要があることに気づき，相手との関わり合い方を変えることによって，相手の意識と行動を変化させるきっかけを生み出すということでした。

　「何でそんなことが分からないの？」と相手を責めるのではなく，相手との間でどのような関係性がつくり上げられているのかに目を向け，相手を承認し，問いかけ，相手が気づくまで待つことが重要です。それによって，メンバーが「変わる」のだということを理解できてはじめて，大きく性格の異なる「活動」間の橋渡しを実現し，「分散＝共有型の『多重化する活動の場』」を生み出すことができるのです。

　イントロダクション（☞p.8〜9）で示したように，組織変革の取り組みでは，計画実施段階で生じるさまざまな不測の事態が引き起こすネガティブな感情を，ポジティブなものに変えていく働きかけを行う必要があります。第6章の検討から浮かび上がってきたのは，**ここで働きかけの対象となるネガティブな感情には，相手として向き合うメンバーの抵抗や**

葛藤だけでなく，計画推進者自身の感情も含まれるということなのです。

新たな「活動」を生み出す感情の働き

これまでに考察した4つの組織変革事例では，解消すべき矛盾のレベルに違いはあっても，すべての場合において，フラストレーションや不全感，気づきから生まれる驚きや，新たな意味づけを見出す喜びといったメンバーの感情がきっかけとなって，新たな「活動」が生み出されていました。こうした感情の働きと組織変革との関係について，『看護のためのポジティブ・マネジメント』の中で筆者は次のように指摘しています。

> 感情には，直接的な力で人の行動を駆り立てる力があります。しかしそれは新しい行動を生み出す大きな力になるだけではなく，行動を抑制し，避けようとする力としても働きます。防衛的な感情や思考から防衛的な態度や行動が生まれるプロセスでは，感情の力が冷静な振り返りを妨げ，自分でも気づかないうちにシングルループ学習[1]に基づいた固定的な行動パターンをとっていることがあるのです。
>
> （略）しかしポジティブな感情にあふれた組織のメンバーは，目の前の状況をまっすぐに受け止め，メンバー同士が支援し合います。そして，より大きな全体とのつながりの中で状況を捉えることでダブルループ学習[2]を深め，組織がよりよい方向に向かうために，多少なりとも自分が影響を与えられる行動を生み出そうとします[3]。

---

1 行動の結果を計画に照らし合わせ，次の行動に反映するプロセスを繰り返すことから生まれる学習。
2 行動の結果を計画と照合するだけでなく，計画そのものの妥当性を多角的な視点から振りかえり，必要に応じて当初の計画を変更・修正したり，当初は考えていなかった行動に踏み出すことから生まれる学習。
3 市瀬博基：自ら考え，行動し，助け合う文化をつくるために―ポジティブ・マネジメントの理論とプロセス，（手島恵編：スタッフの主体性を高めチームを活性化する！―看護のためのポジティブ・マネジメント，医学書院，37-38，2014.）

ここに示している２つの異なるタイプ学習（シングルループ学習とダブルループ学習）の違いは，第４章（☞ p.103）で指摘した，「『どうやってＡからＢに達するか』といった短期的な目標達成の手段やテクニックや段階の学習」と，「『なぜ，私たちはＢではなくＡにいるのか』といった問いかけの下，『システムを変え，新しくデザインする』というレベルでの学習」[4]という，「拡張による学習」を生み出すために必要な学習との違いにぴったりと重なっています。

メンバーの感情と「拡張による学習」

　このことが意味しているのは，「拡張による学習」を通じて新たな「活動」を生み出すためには，組織のメンバーがポジティブな感情にあふれた状態を生み出し，これを維持・強化するための働きかけがきわめて重要な役割を果たすということです。「活動」を支える諸要素間のズレや衝突は，フラストレーションや不全感といったネガティブな感情に媒介されてあらわれます。その一方で，気づきから生まれる喜びや，新たな意味づけを見つけ出す喜びといったポジティブな感情によって諸要素間に安定的なバランスが保たれ，新たな「活動」が着実に動き出しているという実感がつくり出されるのです。

　従って，組織変革を通じて集団の新たな「活動」を生み出すということは，計画実施段階で生まれる予期せぬ抵抗や反発を和らげるための働きかけを重ねながら，**メンバーの１人ひとりがポジティブな感情にあふれる環境を整え，「拡張による学習」**をうながすことにほかなりません。そのような意味で，ポジティブ・マネジメントを通じた組織開発の取り組みが組織変革の成否を分けることになるのです。

---

[4] 山住勝広：ネットワーキングからノットワーキングへ—活動理論の新しい世代．（山住勝広，コーリア・エンゲストローム編：ノットワーキング—結び合う人間活動の創造へ，新曜社，34-35，2008．）

「知っている」が言葉にできないこと

　では，「拡張による学習」を導くポジティブな感情は，メンバーの意識と行動のどのような結びつきから生まれてくるのでしょうか？　また，こうしたポジティブな感情は，ツールを成り立たせる諸要素を内在化する過程でどのような役割を果たしているのでしょうか？

　この点に関する理解を深めるために，まずは感情というはっきりした形になる前の感覚や勘がどのようにして生まれてくるのかについて考えてみましょう。通常，「活動」を担うメンバーは，ルールや価値観，役割分担といった諸要素を明確には意識しないまま仕事に取り組んで（つまり，ツールを使用して）います。しかしそれは，機械的に行動を繰り返しているのではなく，状況に変化があれば，いま何かがうまくいっていないという「感覚」を覚えるだけでなく，どう行動を変化させれば上首尾に事が運ぶかについての「勘」も働かせているはずです。

"どうすればよいのかを知っている"

　そのような認識はどのようにしてつくり出されるのでしょうか？　こうした状況下での「感覚」や「勘」は，ギルバート・ライルの言葉を借りてポランニーが述べているように，「活動」の一部として内在化している要素が「何であるのかを知っている」（knowing what）わけではないが，「どうすればよいのかを知っている」（knowing how）ことから生まれてきます[5]。ポランニーによれば，私たちが何かを「知っている」というとき，それが何なのかを明確に言葉で表現できる場合もあれば，明確な言葉にはできないものの，どのように行動すればよいのかを感じることができるとい

---

[5] マイケル・ポランニー著，高橋勇男訳：暗黙知の次元，ちくま学芸文庫，22，2003．

う意味で,「知っている」という場合もあるのです。

　これを身近な例で考えてみましょう。私たちが箸を使っているとき,重さや固さ,質感の異なるさまざまな食材を,箸でつまみ,切り,刺し,割き,運んでいます。このとき,私たちは箸をどう使えばよいのかを知っていますが,必ずしも掌と5本の指と筋肉をどのように動かしているのかを明確な言葉で説明できるわけではありません。

　これと同様に,私たちが「活動」のツールを背後で支える諸要素を内在化させているとき,それが何なのかを言葉で説明することはできないが,ツールをどのように使えばよいのかを「知っている」という意味で,ルールや価値観,役割分担を自分のものとして内在化している状況が生まれるのです。

「活動」の要素の内在化と「暗黙知」

　ポランニーは,このように明確な言葉にすることはできないが,どうすればいいのかは分かっているという,身体的な感覚として蓄積される知識のことを「**暗黙知**」と定義しています。こうした知識を蓄えることで,「私たちは言葉にできることより多くを知ることができる」のです[6]。

　では,それが何かを明確に表現できないにもかかわらず,行動を統御し,状況に変化を生み出すことがどうして可能なのでしょうか？　これをさきほどの箸の例で考えてみましょう。私たちは指や筋肉をどのように動かしているのかを自覚しないまま,箸を使って食材を口に運んでいます。こうした行動を支える暗黙知は,指や筋肉の感覚という,自分自身の近くに感じられる感覚を介して,遠くにある存在（食材）へと注意を向ける意識の働きによって生み出されています。

---

[6] 前掲書5), 18.

ポランニーはこのような感覚と意識の関係について，目の見えない人が杖（探り棒）で地面を叩きながら道を歩けるようになるまでのプロセスを例に挙げて説明しています。

> 初めて探り棒を使う者は誰でも，自分の指と掌に衝撃を感じるだろう。しかし，探り棒や杖を使って行く手を探るのに慣れるにつれて，手に対する衝撃の感覚は，杖の先端が探りの対象に触れている感覚へと変化していく。かような具合に，ある種の翻訳的努力のおかげで，無意味な感覚が有意味な感覚に置き換えられ，もともとの感覚から隔てられていくのだ[7]。

ここで用いられている「探り棒」という言葉を，この本で用いてきた「ツール」[8]という言葉に置き換えれば，組織変革で新たな取り組みを導入する際に，メンバーの意識と行動にどのような変化があらわれてくるのかが明らかになります。

ツールに媒介された認識と行動の変化

導入する新たなツールの使い方がまだ身体になじんでいない段階では，たとえば何をチェックリストに記入すべきか，手順書通りに行動できているかといった，自分自身の行動感覚へと意識が向けられています。しかしだんだんとその使い方が身体に染みこんでくるにつれて，チェックリストへの記入や手順書に沿った1つひとつの認識や行動の感覚を，関わり合うメンバーや取り巻く状況といった，より大きな全体像と関連づけながら感じられるようになっていきます。

---

[7] 前掲書5），31-32.
[8] 器械や器具だけでなく，チェックリストや手順書，仕事の段取りや取り組み体制など，仕事を円滑に進めるための有形無形のさまざまな道具を指す。

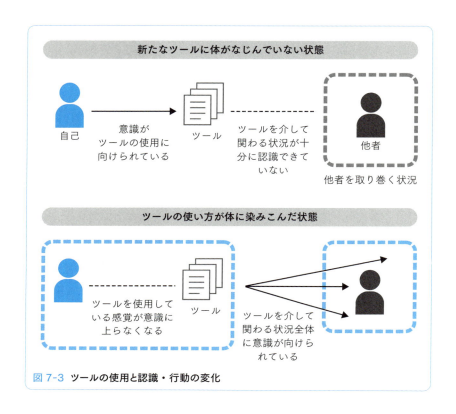

図 7-3　**ツールの使用と認識・行動の変化**

　その結果，ツールを使うときに感じられるさまざまな感覚が，ツールの先に存在する現実，すなわちツールを用いて働きかけている「状況そのものとして」感じられるようになります。その過程で，チェックリストの項目に何を記入すべきか，手順書の通りに行動するには何に気をつける必要があるのかといった，「もともとの感覚」は暗黙知化されることで意識に上らなくなり，ツールを介して関わり合う状況という「有意味な感覚」のみが認識されるようになるのです（図 7-3）。

　従って，「活動」の諸要素を内在化するプロセスとは，ツールを使用するときに感じられる「感覚」を，ツールに媒介されて関わり合う現実その

ものとして感じられるようになるまでの，認識と行動の質的変化（ある種の翻訳的努力）だといえるでしょう。そして，この過程で生まれてくる感情こそが「より大きな全体とのつながりの中で状況を捉える」ことを可能にする感情，すなわち「**拡張による学習**」を導くポジティブな感情だと考えることができるのです。

ツールを介して，関わり合う現実の広がりを感じる

　荻窪病院における在宅療養移行支援の取り組みに関する宇都宮宏子氏へのインタビューでは，こうした意識と行動（そして感情）の変化を鮮やかに示すエピソードが語られていました。

　宇都宮氏は，在宅療養移行支援の3段階モデルに沿ったスクリーニングシートはコミュニケーション・ツールだと説いています[8]。しかし，この点に目を向けさせることになったきっかけは，スクリーニングシートを使った卒後2年目の看護師から，「宇都宮先生，これはコミュニケーションのツールですね！」という声が返ってきたことなのだそうです。

　この看護師にとって，スクリーニングシートは埋めるべき項目を並べたリスト，あるいはどのような質問を投げかけるかを考えるための道具として認識されているわけではありません。彼女の意識は，さらにツールの先にある現実，すなわちツールの使用によって生み出される，患者との活き活きとした対話の流れに向けられています。さらに，そこに浮かび上がる患者の状態や願い，退院後の生活や，そのために必要となる看護実践といったさまざまな側面から成り立つ，患者をめぐる状況の全体像へと意識が広がっているのです（図7-4）。

「活動」の諸要素の内在化を左右する要因

　こうした認識と行動の質的変化のプロセスを，ポランニーは，「それら（の

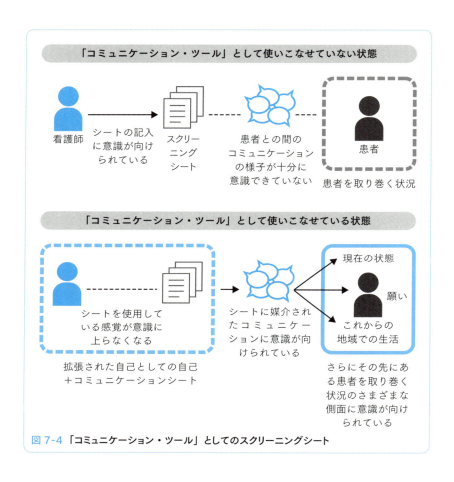

図 7-4 「コミュニケーション・ツール」としてのスクリーニングシート

ツール）を自らの身体に取り込む，もしくは自らの身体を延長してそれを包み込んでしまう」プロセスだと述べています[9]。たとえば，理論というツールを使って自然の特質を理解しようとするときに，「私たちは理論から，その理論の観点で語られた事物へと，注意を移動させ，さらに，そうした具体（的な現実）に理論を活用しながら，理論が説明しようと努めている

---

9 前掲書 5），38．

事物の姿を介して」，そのツールの意味を感じ取ることができるのです[10]。
　「活動」の諸要素が内在化されるプロセスも，このような認識と行動の質的変化として捉えることができます。ルールや価値観，役割分担といった「活動」を支える要素を内在化するということは，どこに目を向け，何を感じ，どのように判断して，誰に対して何を行っていくのかという，知覚や思考，判断や行動，そしてその過程で生み出される感情などのさまざまな感覚のつながりを，ツールを介して関わり合う「状況全体として」感じられるようになることです。つまり，**「活動」の諸要素の内在化とは，ツールを使用することによって意識が広がったり，意識を向ける対象が変化したり，行動が変容するプロセスそのものを意味しており**，さまざまな感情は，そうしたプロセスを促進したり，阻害したりする要因として働くことになるのです。

　意識が広がり，ツールを介して関わり合う現実のさまざまな側面に目を開き，行動の可能性が拡張する過程で生み出されるポジティブな感情は，「活動」の内在化を推し進める大きな力になります。その反面で，それまでのツールが環境変化に対応できなくなったり，導入された新たなツールの使い方に身体がなじんでいない状態では，それまでに感じられていた現実の手応えを感じることができず，搔痒感や不全感を味わうことがあります。こうしたネガティブな感覚が，フラストレーションや喪失感というはっきりとした感情として認識されると，「活動」の内在化を積極的に阻害する要因として働くことになるのです。

感情の二面性と「航海術」

　感情の働きの二面性に着目しながら，これまでの考察から分かってきた

---
[10] 前掲書5)，39．

ことを捉え直してみると，組織変革の航海術のあらゆる局面において，感情が重要な役割を果たしていることが分かります。

組織変革を左右する2つの感情

　イントロダクション（☞ p.8〜9）で指摘したように，組織変革の航海術が目指しているのは，「衝突や対立，抵抗や葛藤から生じるネガティブな感情をポジティブなものに変え，これを新たな取り組みという具体的な行動に結びつけることによって組織を活気づける」ことです。ここまでの考察から明らかな通り，それはツールを支える諸要素の内在化を推し進める働きを持つポジティブな感情を育み，このプロセスを阻害するネガティブな感情を和らげるための働きかけを行っていくことなのです。

メンバーごとに異なる感情の意味

　第1章（☞ p.21〜29）で示されていたのは，新たな取り組みに積極的な意味づけを見出すメンバーもいれば，これまでの枠組みに照らしてネガティブな意味づけを行い，抵抗や反発を抱くメンバーもいるということでした。感情の働きの二面性という視点からこの状況を捉えてみれば，こうした受け止め方の違いは，**新たなツールを支えるルールや価値観，役割分担をどれだけ内在化できているかの違いから生み出される，感情の性格の違いだ**ということが分かるでしょう。

　内在化がうまく進展しているメンバーは，ツールを介して関わり合う現実のさまざまな側面に意識を向け，そこに新たな意味づけを見出し，新たな行動に踏み出せるようになることで，関わり合う状況全体との一体感を味わうことができます。しかしそうでないメンバーは，それまでは当たり前にできていた広い視野から状況を感じ取り，判断し，人や状況に関わり合うことが，新たなツールの導入によってできなくなり，大きなもどかしさを覚えることから，抵抗や反発というネガティブな感情を抱くようにな

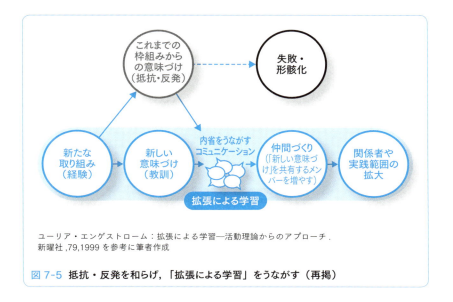

ユーリア・エンゲストローム：拡張による学習―活動理論からのアプローチ．新曜社, 79, 1999 を参考に筆者作成

図 7-5 抵抗・反発を和らげ，「拡張による学習」をうながす（再掲）

るのです（図 7-5）。

ポジティブな感情を育む「内省をうながすコミュニケーション」

第3章（☞ p.85〜86）では次のようなことが明らかになりました。ネガティブな感情を和らげ，ポジティブな感情を育むことで「活動」の内在化を進展させるためには，「メンバーの1人ひとりが混沌とした自己の経験を振りかえり，そこで考えたこと，感じたことをメンバー間で足し合わせ，つなぎ合わせたものが，結果的に導入すべき『型』と『一致している』という確信」を抱く必要があるということです。また，そのためには管理者が「内省をうながすコミュニケーション」の環境を整えることが大切だということも分かりました（図 7-6）。

「内省をうながすコミュニケーション」においても感情がきわめて大きな役割を果たしています。「内省をうながすコミュニケーション」とは，暗黙知として自分自身に内在化された，感覚や感情を伴う意識と行動の流れ

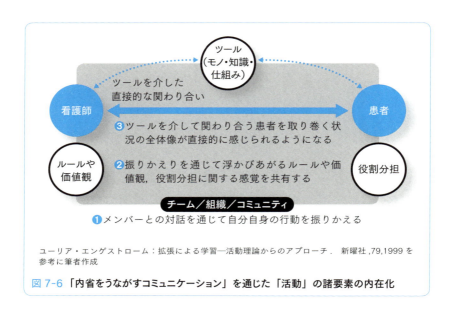

ユーリア・エンゲストローム：拡張による学習―活動理論からのアプローチ．新曜社,79,1999 を参考に筆者作成

図 7-6 「内省をうながすコミュニケーション」を通じた「活動」の諸要素の内在化

をたどりながら，そこに立ちあらわれてくるルールや価値観，役割分担といった，「活動」を支えるさまざまな要素の輪郭を浮かび上がらせるためのコミュニケーションだからです。

ポジティブな感情を共有する

　こうしたコミュニケーションの場を広げることは，内在化を促進し，ポジティブな感情にあふれた環境を整えることにほかなりません。それは，「内省をうながすコミュニケーション」の過程で明らかになる 1 人ひとりの暗黙知をメンバーで共有することによって，チームや組織のメンバー全員が，ツールを介して関わり合う現実のさまざまな側面に対して新たな意識を向け，状況との一体感をしっかりと感じ取れるようにするための働きかけなのです。つまり，メンバーどうしの相互作用を通じて「活動」の内在化を促進し，新たな取り組みに対するポジティブな感情を生み出す試み

として捉えることができるのです。

「航海術」に必要不可欠な資質とは？

　この本の冒頭で示したように，近年の組織変革が目指しているのは，「メンバー1人ひとりが既成の概念に疑問を投げかけ，自分自身の考え方や行動パターンに内在化された価値観やルールに気づき，メンバーどうしで助け合い，学び合いながら組織全体の行動を変えていくこと」（☞ p.2）です。

　これまでの考察から明らかになったのは，看護組織が求められる環境変化に対応していくためには，「何に取り組むか」を決めるだけではなく，「どのように取り組むか」に注意を払うということがきわめて重要だということです。どのような性格の組織変革であれ，単に計画を立案し，実施するのではなく，計画実施の過程で生まれるさまざまな感情の働きに着目し，メンバー間の対話を通じて新たな「活動」を生み出すマネジメントである「航海術」を実践することが，取り組みの最終的な成否を左右することになるのです。

ポジティブな感情─思考─行動を好循環させる

　こうした働きかけの目的は，取り組みに対するスタッフの抵抗や反発を抑え，新たな制度や仕組み，ルールや手法の意味や意義をしっかりと理解してもらうだけに留まりません。メンバーの1人ひとりがどこに目を向け，何を感じ，どのように判断して，誰とどう関わっていくのかという，知覚，思考，行動，感情といったさまざまな感覚のつながりを通して，「目の前の状況をまっすぐに受け止め」「より大きな全体とのつながりの中で状況を捉え」「組織がよりよい方向に向かうために，多少なりとも自分が影響を与えられる行動を」生み出すことを支援し，最終的に「ポジティブ

な感情―思考―行動が好循環する組織」[11] をつくり上げるのです。

　そうした意味での「航海術」の枠組みは，ドラッカーが述べている組織に必要なマネジメントの原則としっかりと重なり合っています。

> 　組織が必要としているものは，個の強みと責任を全開し，全員のビジョンと活動を共通の目的に向けて方向づけ，チームワークを実現し，個の目標と協働の利益を調和させるためのマネジメントの原則である[12]。

　ここではポジティブな感情にあふれる組織環境を整えることがきわめて重要です。なぜなら，現代の組織では「恐怖による生産性の向上はありえない」からです。「自ら動機をもち，自ら方向を決めるのでなければ，生産的に働くことはできない。自ら何かを生み出せなければならない」のです[13]。

> 　人は機械ではなく，機械のように働きもしない。（略）1つの仕事や作業には適さない。力もなければ持続力もない。疲れやすい。つまるところ，人は機械としては設計がお粗末である。だが人は調整力に優れている。知覚を行動に結びつけられる。筋肉，感覚，見解を動員するほど，よく仕事ができる[14]。

　従って，管理者に何よりも求められることは，「人を知る」ということ

---

11 手島恵編：スタッフの主体性を高めチームを活性化する！―看護のためのポジティブ・マネジメント．医学書院，38，2014．
12 ピーター・ドラッカー著　上田惇生訳：マネジメント　課題，責任，実践　中（ドラッカー名著集14），ダイヤモンド社，87，2008．
13 ピーター・ドラッカー著　上田惇生訳：マネジメント　課題，責任，実践　上（ドラッカー名著集13），ダイヤモンド社，224，2008．
14 前掲書13），234，2008．

です。「少なくとも、人が人として行動することを知らなければならない。そのことが何を意味するかを知らなければならない。そして何よりも、自らについていまよりもはるかに多くを知らなければならない[15]」のです。

古くて新しい問題に向き合うために必要なこと

この本を通じて考察してきたことが、40年以上前のドラッカーの言葉に的確に要約されているということは、現在の私たちが思い描く「近年の」組織変革の理想像が、すでにドラッカーの時代から、つねに古くて新しい問題として立ちあらわれてきたことを示唆しています。管理者の仕事は、体系的に分析することも、学ぶこともできるが、そこには1つだけ学ぶことのできない資質があるとドラッカーは語っています。

> 後天的に獲得することのできない資質、初めから身につけていなければならない資質が1つだけある。才能ではない。真摯さである[16]。

ここで「真摯さ」と訳されている言葉は、原文では「統合された人格」(integrity of character) と表現されています。では、「統合された人格」とは具体的に何を意味しているのでしょうか？　これを考えるためのヒントが、第5章で検討した慶應義塾大学病院のEBP導入のきっかけとなった修士研究の指導教官である手島恵教授へのインタビューの中に示されていました。

EBP導入の取り組みのポジティブ・マネジメントとしての意義について尋ねたところ、こんな答えが返ってきたのです。「出来上がった『型』通りにならないと駄目という考え」で組織変革に取り組むと、「そこまでできないとなれば、『じゃあ、できないわ』」と諦めることになる。しかし、

---

[15] 前掲書13), 295, 2008.
[16] 前掲書12), 30, 2008.

そこで大切なことは、「今あるものを大事にしながら、それを目指す方向に持っていくということ」。
　そのためには、自分自身の「人徳」を磨き、「誰も傷つけないように」という「人への配慮」を忘れず、「忙しい中でも先を見て、やるべきことをしっかりと分かった上で、みんながやりやすい方法を考えるような利他的な姿勢」を貫く必要がある。そうした「ポジティブ・マネジメントという『哲学』や『信念』みたいなものが人をつくり、その人が動くから協力が得られる状況が生まれる」ということが、この取り組みによって示されていたのではないかというのです。
　この本では、さまざまな側面から組織変革の「航海術」を考えてきました。取り組みを始めた後に何が起き、これに対応するための心構えや方策にはどのようなものがあるのか？　といったさまざまな視点から、これからの時代に求められるマネジメントのあり方を検討してきました。
　インタビューにご協力いただいた方々の言葉にも鮮やかに示されていた通り、いざ船出した後にどのような不測の事態が起きようとも、それぞれの立場でつねに真摯に自分と向き合い、人と向き合い、実現すべきミッションと向き合うことが、ドラッカーの時代からの古くて新しい「航海術」の要なのではないでしょうか。

長いあとがき

インタビュー・コーチング・リフレクション

航海術としてのコミュニケーションの役割

　本項は，本書の執筆のために行ったインタビューの舞台裏について考える，長い「あとがき」のようなものです。

　みなさんは，「そもそもインタビューって何をするものなんだろう？」などと改まって考えたことはありませんよね。しかし相手から話を聞き出そうとするときに，そこで何が起き，相手の意識にどのような変化が引き起こされ，その結果，どのような言葉が生まれてくるのかについてじっくりと考えてみると，コーチングやリフレクション，そしてこの本で検討してきた「内省をうながすコミュニケーション」の本質が浮かび上がってきます。

　管理者のみなさんにとって，インタビューは日々の仕事の大きな部分を占めているはずです。たとえば目標管理面接や取り組みの進捗報告，トラブルや患者からのクレームがあったときの状況報告，さらにはスタッフとの日々の会話に至るまで，看護管理者の日々の仕事にさまざまな形で組み込まれています。

　インタビューを通じて相手にリフレクションをうながし，意識と行動の変化のきっかけをつくり出すことがコーチングだとすれば，まさにそうした役割を果たすことが組織変革を推進する看護管理者に求められているのではないでしょうか？　本項では，そうした視点からこの本のために実施

したインタビューのさまざまな側面について振りかえっていこうと思います。

インタビューにコーチングの働きを持たせる

　この本は，2015年7月から2017年1月にかけて，雑誌『看護管理』（医学書院）に連載した「ポジティブ・マネジメントの航海術─組織変革の波を越える」を書籍としてまとめたものです。私がこの連載を始めるにあたって念頭に置いていたのは，さまざまなテーマで組織変革を推進した方々にインタビューを行い，そこでうかがった話を，エンゲストロームをはじめとする理論的な枠組みに照らしながら，取り組みの実施段階で何が起き，そうした事態にどう対処すべきなのかを明らかにしていくということでした。

　しかし，連載を始めて間もなく，インタビューに同席した編集者から意外な指摘を受けました。それは，「このインタビューは，相手にリフレクションをうながすコーチングとして機能しているように見える」というものだったんですね。このコメントには驚きました。こちらとしては，特にコーチングを意識してインタビューを行っているつもりはなかったので，自分が行ったインタビューの「何が」「どのように」コーチングとして機能していたのかについて想像することができなかったのです。

> もし，ここで行ったインタビューにコーチングとしての働きがあったとすれば，それはどんな要因や条件によって生み出されていたんだろう？　その過程で相手にリフレクションがうながされていたとすれば，それはどのような種類のリフレクションなんだろう？

　そんなことを考えているうちに，こうした点は，組織変革で管理者に求

められる役割と深い関わりがあるような気がしてきました。イントロダクション(☞ p.2)に示したように，現代の組織変革が目指しているのは，「メンバーの1人ひとりが既成の概念に疑問を投げかけ，自分自身の考え方や行動パターンに内在化されたルールや価値観」に気づくことをうながして，組織全体の行動を変えていくことです。そしてコーチングとは，「相手の主体性や自発性を引き出し，変化への対応力を高めるコミュニケーション」[1]です。

　インタビューを通じて「内省をうながすコミュニケーション」の場を生み出し，相手の意識と行動に影響を与えることで，最終的に組織全体の行動の変化を導くことができるとすれば，ひょっとしてここに生まれていた「コーチングの働きを持つインタビュー」のあり方は，これからの組織変革において看護管理者に求められるマネジメント手法の1つの形を示しているのかもしれないと考えるようになったのです。

インタビューで本当に知りたいこと

　そもそもインタビューって何なのでしょうか？　もちろんそれは，必要に応じて質問を投げかけながら相手の話を聞き，「知りたいことを知る」ことです。では，相手から話を聞き，「知りたいことを知る」までに，自分と相手との間に何が起きているのでしょうか？　そして，本当に「知りたいことを知る」ためには何が必要になるのでしょうか？

「貯蔵庫」から経験を取り出す
　ホルスタイン＆グブリアムによれば，伝統的な社会調査では，インタビューの相手を「事実や，それに関連する経験内容の貯蔵庫」のようなも

---

[1] 市瀬博基：ビジュアル　はじめてのコーチング，日本経済新聞出版社，3，2012年．

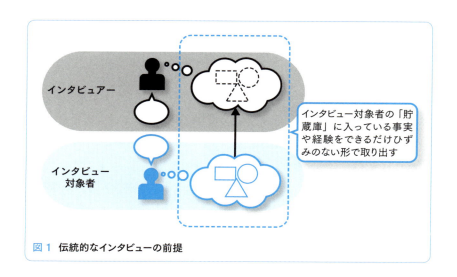

図1　伝統的なインタビューの前提

のとして捉えてきました。その結果,「知りたいことを知る」ためには,「オープンで, ひずみのないコミュニケーションを導くような環境を整えたり, 質問を工夫したりすればよい」と考えられてきました。つまり,「インタビューの過程が『マニュアルに従って』なされ, 非指示的で, バイアスのかかっていないもの」であれば,「調査の対象となる混ぜもののない事実と経験を適切に口に出すようになる」[2] という前提が置かれてきたわけですね（図1）。

そうした指針に照らすと, 連載のために行ったインタビューはことごとく「やってはいけないこと」で出来ていました。インタビューをお願いするにあたって, どんなことを語ってもらいたいかを事前にお伝えすることもなければ, インタビュー内容を分析するための枠組み（たとえばエンゲストロームの理論）についてもまったく説明しなかったのです。

また, インタビュアーとしてこちらが質問すべきことのリストもつくら

---

[2] ジェイムズ・ホルスタイン&ジェイバー・グブリアム：アクティヴ・インタビュー——相互行為としての社会調査, 29-30, 2004.

ず,「まあとにかく,取り組みを始めた頃について,何でもいいから話してください」という具合にインタビューを始め,「本当ですか？ 最初からはそんなにうまいこといかなかったんじゃないですか？」と,指示的でバイアスのかかった返答を繰り返しながら,**ある意味で「出たとこ勝負のいい加減なインタビュー」**を1人につき約1時間にわたって行いました。

インタビューで経験を新たに意味づける

　インタビューをあえて「出たとこ勝負」で行ったことには理由がありました。この本のインタビューに登場する看護管理者のみなさんは,「事実と経験の内容を保存しているだけでなく,まさに回答としてそれを提供する過程において,何かを建設的に付け加えたり,何かを取り去ったり,変えたりする」存在だと考えていたからです。そして,インタビューの前にも,「その最中にも,そしてその後でも,さまざまな経験をつなぎ合わせ,組み立てている」[3]はずで,こちらから投げかける問いかけをきっかけに,過去の経験のどんな側面に目を向け,そこにどのような意味づけを行い,それをどう言葉にして表現するのかを知りたかったからなのです。

　第7章（☞p.208〜211）で示したように,この本で考えてきた「活動」の内在化は,すべて言葉に置き換えられるような事実と経験を「貯蔵庫」に蓄えるような形では進展しないはずです。ここにつくり出される「暗黙知」は,「活動」がはらむ矛盾に対する「何かがおかしい」「こうしなければいけないような気がする」という,言葉にならない「感覚」や「勘」として生まれてくるからです。

　そのため,この本のために行ったインタビューでは,相手の意識の中にすでに存在する「混ぜもののない事実と経験」を引き出すのではなく,通常は意識に上らない感覚や勘に目を向けてもらい,インタビューに応える

---

[3] 前掲書2）,31.

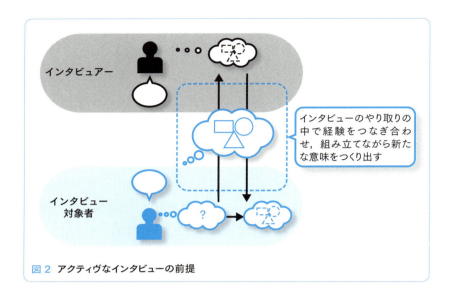

図2 アクティヴなインタビューの前提

プロセスの中で「さまざまな経験をつなぎ合わせ，組み立て」ながら，自分自身の経験を新たに意味づけてもらうことを目的としていたんですね（図2）。

新たな意味をつくり出すアクティヴ・インタビュー

そういうわけで，このインタビューでは「何を」聞くかだけでなく，「どのように」聞くかがとても大事でした。「どのように」というのは，「ただ単にインタビューの技術だけでなく，知識が産出される相互行為的なナラティブのプロセス」[4]が重要な役割を果たす，ということを意味しています。「相互行為的なナラティブのプロセス」というと，とても難しいことのように聞こえるかもしれません。しかしそれは，ドラッカーが述べているように，「会話から，身ぶり，声の調子，雰囲気という無音の言語を除去す

---

4 前掲書2)，22-23．

ることはできない」[5] ため，「どのように」対話を行うかによって，「何を」語るかが変わる可能性があるということを指しています。相手の話をどのような状況（時間や場所など）で聞くのか，どのような質問を投げかけ，相手の話をどう承認するかによって，そこで何が語られ，話し手と聞き手との間にどのように新たな意味が生まれてくるのかが変わってくるわけです。

　このように，「最初からそこにあるものを発見する」のではなく，「インタビューにおけるインタビュアーと回答者の出会いにおいて，両者が積極的に関わり，コミュニケーションを行うことを通して（目の前の状況や自分自身の経験の意味が，そこで新たに）組み立てられていく」タイプのインタビューを，ホルスタイン＆グブリアムは「**アクティヴ・インタビュー**」と呼んでいます[6]。

　ここで行ったインタビューは，まったく構造化されていないという意味では「場当たり的」なものでした。しかしその「場当たり」がめざしていたのは，「相互行為的なナラティブのプロセス」を重視し，**対話を通じて内省をうながし，さまざまな経験をつなぎ合わせ，組み立てながら，自分にとって意味のある「現実」をつくり上げてもらう**ためのアクティヴ・インタビューだったのです。

アクティヴ・インタビューに秘められたコーチングの機能

　そんな風に考えてみると，この本のために行ったインタビューにコーチングとして機能する場面があったとしてもそれほど不思議ではないような気がしてきました。コーチングが，「相手の主体性や自発性を引き出し，変化への対応力を高める」ために，「現実を自分にとって意味のある形に

---

[5] ピーター・ドラッカー著，上田惇生訳：マネジメント　課題，責任，実践　中（ドラッカー名著集14），ダイヤモンド社，142，2008．
[6] 前掲書2），17，21．

まとめる」ことを支援し,「困難や混乱の中で行動を継続しようと努力する」力を育むためのコミュニケーション手法だとすれば,そこで行われる対話は,アクティヴ・インタビューのように「相互行為的なナラティブのプロセス」を通じて新たな意味を生み出すことをめざしたコミュニケーションになるはずだからです。

> 人は置かれた状況や経験という現実に対して何らかの行動を起こします。しかし状況や経験の意味を自分なりに整理できている場合とそうでない場合では,そこから生まれる行動は違ったものになる可能性があります。客観的に「そこにある」現実ではなく,「語り」ということばに置き換え,自分にとって真に意味のあるものとして切り取った「現実」こそが行動を生み出す力なのです[7]。

そういえば,インタビューの最中に「あ,これは面白い！」というコメントが返ってきたことがあります。そのときは「何が面白いんだろう？」と思っていたのですが,ひょっとするとそれまでの自分の経験をつなぎ合わせ,組み立て直すことで,そこに新たな意味が生まれてくるプロセスを「面白い」と感じてもらったのかもしれません。

インタビューを準備する

「出たとこ勝負」といっても,何も決めないでインタビューをすれば,それがすぐにコーチングとして働く,などということはありません。「相互行為的なナラティブのプロセス」をうまく進展させ,相手にとって内省をうながすコミュニケーションの場として機能するだけでなく,こちらと

---

[7] 前掲書1), 142.

しても「知りたいことを知る」ことができるためには，しっかりとした準備が必要です。そのため，インタビューを行うにあたっては，各施設の取り組み内容をできるだけ詳細に調べ，どういう方向に話が進んでも質問すべき点が頭に浮かんでくるように準備しました。

3つの側面から取り組みの詳細を調べる

インタビューの準備段階では，エングストロームの「活動理論」に沿って，各施設での取り組みの詳細を，❶取り組みの対象であるツールが生まれるまでの背景は何か，❷新たに導入するツールはどのようなものなのか，❸ツールを使用することで，どのように新たなルールや価値観，役割分担を実感することができるのか，という3つの側面から調べていきました。

❶ツールが生まれるまでの背景は？

まず最初に調べたことは，新たなツールが生まれるまでに，社会全体，そして看護コミュニティ内でどのような議論が行われ，こうしたツールを使うことで，実践者にどのような意識の変化をうながそうと考えられてきたのかということでした。

たとえばコンピテンシー・モデルの場合は，それまでは無意識に行っていた看護行動に目を向け，意識的にそれを繰り返すことができるような態度，つまり「意図を伴う管理行動」を意識的に行うことができる力を養う必要があるという議論をきっかけに，これを実現するためのモデルならびにツールが生まれてきています。EBPの場合であれば，日々の看護実践を振りかえり，1つひとつの考え方や行動の根拠を最新の知見に照らし合わせて確認しようとする意識を育むことが，この取り組みの狙いとして議論され，そのためのツールが考案されています。

❷新たなツールの詳細は？

　こうした点を明確にした後は，新たにつくり出されたツールの詳細について調べました。ここでツールといっているのは，文書としてのコンピテンシー事例や EBP 推進のための月次ミーティングのように，現場での取り組みを支援するツールだけではありません。取り組みのためにどのようなメンバー構成の委員会が設立され，導入までにどれくらいの頻度で，どのような打ち合わせが行われたのか，支援チームの編成がどのようなものだったのかなど，取り組みのための準備段階から導入・評価，再施行に至るプロセス全般に関わる考え方や仕組み，取り組み体制やチェックリスト・道具などのさまざまな構成要素やツールの使い方を含んでいます。

❸意味・意義をどのように実感できる？

　最後に行ったことは，調査というよりも，もっぱら想像でした。現場でツールを使用する過程で，うまくその意味や意義への理解を深めるための条件は何か？　理解を深めることが困難になるとすれば，その原因にはどのようなものが考えられるのか？　そして，取り組みの結果，どのような意識・行動の変化が起きるのか？　そうした変化は，もともと看護コミュニティで議論されていた内容に合致するものなのか？　それはどのような瞬間に実感できるのか？　こうした点について，さまざまな可能性に想像をめぐらせました（図 3）。

「問題解決」と「問題設定」の視点を明確にする

　組織変革の取り組みの特質を調べるにあたって，何を「する」かという点だけでなく，「なぜ」そうする必要があると考えられるようになったのか，ツールを「どのように」使い，その結果，どのような意識・行動の「変化」が生まれるのかという側面も含めて考えました。そうすることで，インタビューの相手がすでに持っている経験を，自分にとって真に意味のある「現

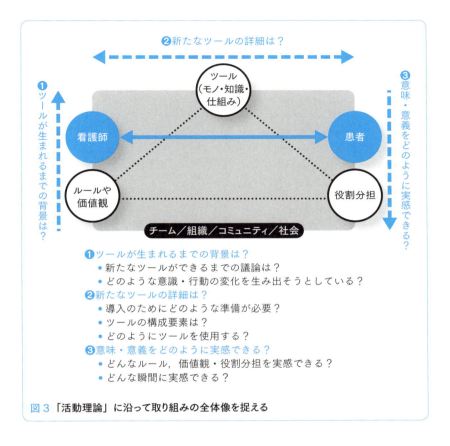

図3 「活動理論」に沿って取り組みの全体像を捉える

実」として組み立て直し、「語り」という言葉に置き換えることを支援することができるのです。

　インタビューをお願いした看護管理者のみなさんは、豊富な専門的知識を持つプロフェッショナルの方々です。しかし、まだ十分に明確な形で言葉にできていない経験を、自分にとって意味のある「現実」につくり上げていく過程では、具体的な問題解決のための専門的な知識はあまり役には立ちません。

> 　この場合に重要なことは，専門的な知識によって"問題解決"（problem solving）を行うことではなく，その前に，そもそも状況の何が問題なのかを意味づけること，すなわち"問題設定"（problem setting）をどのように行うかということです[8]。

　まだ明確な形で意識していない"問題状況"をはっきりとした"問題"として捉え，ナラティブの形で意味づけていくためには，そのままでは意味をなさない状況や経験に一定の意味を与える必要があります。第4章（☞p.103）で示したように，ここで大切なことは，「どうやってAからBに達するか」という問題を解決することではなく，「なぜ，私たちはBではなくAにいるのか」という視点から，自分が置かれた状況を新たに意味づけ，"問題"の再設定を行うことだからです。

　こうした"問題"の再設定を行うためには，自分自身の状況や経験の意味を新たな視点に沿って捉え直すことが必要です。エンゲストロームの「活動理論」に沿って組織変革の取り組みの特質を検討したインタビューの準備作業は，さまざまな経験をつなぎ合わせ，組み立てながら，自分が取り組んだ組織変革の経験を捉え直すために必要となる**新たな視点を吟味するプロセス**だったといえるでしょう。

　何も決めないでインタビューをしても，それがコーチングとして働く保証はありません。しかしその一方で，「相互行為的なナラティブのプロセス」をできるだけ自由な形で促進し，インタビューにコーチングの機能を持たせるためには，**できるだけ型に嵌め込まない形で対話を行う必要がある**のも事実です。そこで大事なことは，話がどのように進展しても，つねに同じ枠組みに沿った視点から内省を深めてもらえるように，聞き手の側が明

---

[8] 手島恵編：スタッフの主体性を高めチームを活性化する！―看護のためのポジティブ・マネジメント．医学書院，42，2014．

確な枠組みに照らして話を聞けるように準備をしておくことなのです。

問いかけを生み出す視点

「コーチングをしたいと思っても，どう質問すればよいのか分からない」という声を聞くことがありますが，こうした悩みの多くは，質問に対する伝統的なインタビューの考え方から生まれてきているように思います。「何を質問すればいいのかが分からない」ということは，**何をしてどうなったかが分かれば，特にそれ以上知りたいことはないと考えているわけで**，それは（無意識的に）「混ざりもののない」客観的な事実や経験を聞き出すことを目的に対話をしている，ということを示しています。

しかしコーチング（アクティヴ・インタビュー）の目的はそこにはありません。コーチングにおいて「知りたいこと」というのは，**ある視点から状況や経験を振りかえってもらったとき，相手がそこにどのような意味を見出すのかを知りたい，**ということなんですね。では，そのような態度で対話と向き合うためには何が必要になるのでしょうか？　先に述べたインタビューの準備作業は，そうした点に関するヒントも与えてくれます。

質問の枠組みを考える

インタビューへの準備作業を行う中で，組織変革の３つの側面（図３）それぞれに，取り組みを推進するプラス要素とマイナス要素が存在することが分かってきました。新たなツールが生まれるまでに行われたさまざまな議論を計画推進者がしっかりと理解できている場合と，そうでない場合では，取り組みを推進するにあたって大きな違いが出てきます。また，最初はうまく理解できなかったが，ある出来事をきっかけに理解が進むということもあります。

インタビューでは，こうした点を念頭に起きながら質問を投げかけまし

た。たとえば第 3 章（☞ p.74，80〜86）で検討した，虎の門病院のコンピテンシー・マネジメント導入の事例では，管理者を評価・育成する上で「きちっとした何か」の必要性を痛感していた宗村看護部長の問題意識は，コンピテンシーをめぐる当時の（日本ならびに看護コミュニティ内の）議論と同じ問題意識を共有していたことを示しています。

　しかし，開発チームのメンバー全員が，最初から同じような理解を共有していたとは限りません。では，メンバー全員がすぐにそうした意識を共有できたのか？　最初はなかなか理解してもらえなかったとすれば，理解を妨げていた要因は何か？　ある時点から理解が深まったのであれば，どのようなきっかけで状況が変化したのか？　さらに，メンバー全員の理解が深まることで，メンバーの意識と行動にどのような変化が現れたのか？　こうした質問を投げかけることで，取り組みが最終的に成功するまでには，どこかで困難な状況が生まれるとともに，その後のどこかで状況好転のきっかけと変化が引き起こされていることを明らかにしていきました。

　このように，準備作業として行った調査で明らかにした組織変革の枠組みと，各側面に現れてくるプラス要素・マイナス要素・状況好転のきっかけを，質問を投げかける際の指針として活用することで，話がどのように進展しても，つねにさらに知りたいことが生まれ，さまざまな方向から質問を投げかけることが可能になります（図 4）。

組織変革の推進者に求められる役割

　こうした幅広い視点から取り組みの意味や意義を検討しておくことは，組織変革に取り組む看護管理者の心構えを考える上でも大きな示唆を与えてくれます。組織変革に取り組むにあたって，ここで行った準備作業で得られたような情報を入手しておくことは，単に質問のバリエーションを広げるだけでなく，メンバーとの対話を通して取り組みの形骸化を防ぐ働きもあるからです。

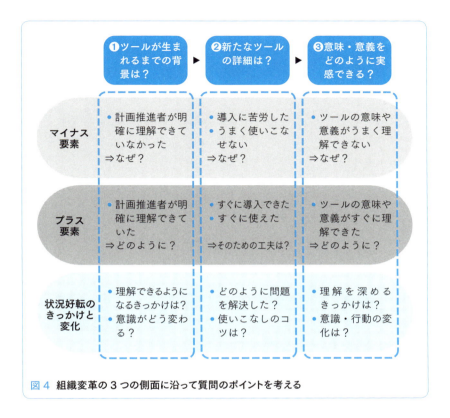

図4 組織変革の3つの側面に沿って質問のポイントを考える

　第5章（☞ p.140〜141）で紹介した慶應義塾大学病院の加藤看護次長の言葉にもある通り，ツールとしての標準化は，「その裏にはいつも均一化」のリスクをはらんでおり，「使うものが準備されると，使うモノとしてだけ，それを取り入れるような傾向が生まれる可能性」があります。そのため，管理者に求められるのは，メンバーが「いかにしてツールを使うか？」だけを考えるのではなく，「そもそもなぜこのツールを使う必要があるのか？」といった視点から，つねに**自分が置かれた状況や経験を再定義することができるような新たな視点を提供し，内省をうながす**ことなのです。

　坂本が述べているように，社会が変化し，看護職の働き方が多様化する

中で，看護管理者には，社会や医療政策の動きに敏感になることが求められています。

> 看護管理者は，社会の変化はいうまでもなく，医療政策の動きを意識的に追ってほしいということだ。今後も，社会が変化し看護職の働き方が多様化する中で，看護管理者の裁量は拡大し看護のマネジメント方法論も増えていくだろう。看護管理者1人ひとりが，社会の動きに敏感になり，「日本社会の将来像の予測から，看護職のあり方がこう変わり，それに対応し変化しなくてはならない」と考えるようになれば，こうすることが患者にとって，社会全体にとって最善になるという前向きな知恵が自ずと出てくる[9]。

ここで大切なことは，看護管理者だけが「看護職のあり方がこう変わり，それに対応し変化しなくてはならない」ということを自覚するだけでなく，そうした意識をメンバー全員が共有できるように支援することで取り組みの形骸化を防ぐことも，看護管理者の役割として求められているということです。

待つことの大切さ

インタビューに同席した編集者からは，冒頭に挙げたものとは別の指摘もいただきました。それは，「ずいぶん（相手からの返答を）待ちますね」というものでした。こうした点が，今回のインタビューにコーチング的な働きがあるように感じられた大きな要因なのかも知れません。

たしかにこちらから投げかけた質問に対する答えがすぐに出てこないと

---

[9] 坂本すが：論点3　看護管理に期待される役割．（井部俊子編：看護管理学習テキスト　第2版　看護管理概説 第1巻，日本看護協会出版会，25，2016．）

きに，すぐに言葉を変えて別の視点から質問を投げかけたり，「こういうことですか？」と自分の言葉で確認するよりも，とにかく答えがまとまるまでじっくり待つ，ということを心がけていました。

たとえ相手が沈黙していたとしても，そこには「相互行為的なナラティブのプロセス」が働いているため，しっかりと耳を澄ますことが大切だからです。

> 相手が沈黙している場合，そこで起きている状態にはさまざまなものが考えられます。たとえば，これまでに感じたことのない感情の意味をじっくりと理解しようとしている場合や，さまざまな情報を組み合わせて自分なりに考えをまとめている場合，さらには意思決定を行うため，さまざまな条件を比較・検討している場合があります。そこに生まれているのは「気づまり」な沈黙ではありません。相手の沈黙に耳をすまして寄り添うことで，相手に気づきを与え，自主的な取り組みを支えるチャンスとなるのです[10]。

時間の長さではなく心構え

もちろん，忙しい看護管理者のみなさんの中には，「相手が答えを見つけられるまでじっくりと待って対話を行えるほどの時間的余裕がない」という方もいらっしゃるでしょう。しかし，この本のために行ったインタビューで，相手からの返答を最も長く待った場合でも，時間にすれば，ほんの十数秒に過ぎませんでした。

多くの場合，「じっくりと話を聞く」というのは，時間の問題ではなく，**聞き手の心構えの問題**です。たとえば「否定することなく相手の話を聞こ

---

[10] 前掲書1），62．

うとすると，枝葉に分かれすぎて，いつまで経っても話が終わらない」という状況を想像してみてください。

　こうした状況を引き起こす真の原因は時間が足りないことではありません。新たなエピソードが始まると，それが一段落するまで待たざるを得なくなる理由は，枝葉に広がっていく細かなエピソードを，聞き手の側で手短に要約し，大きな枠組みに位置づけた上で，次に目を向けてもらいたいポイントを示すことができないからです。**大きな枠組みに照らして話を聞けるように準備をしておくことは，必要以上に話が枝葉に分かれることを防ぎ，じっくりと待つ心の余裕をつくり出すことにつながるのです。**

"分かりません"にも意味がある

　もちろん，じっくりと待てば，必ず相手が答えを見つけられるというわけではありません。実際に，インタビューの中でも，いろいろと考えた後に，「うーん，分かりません」という答えが返ってくることも数多くありました。しかし最終的に「分かりません」という言葉が出るまでの間に，じっくりと自分の感情と向き合ったり，そのときの状況を1つひとつ思い返したり，こちらからの質問をきっかけに，自分がそれまでにあまり気に留めていなかったことに気づいたりといった，さまざまな内省が生まれていることが，表情や身ぶり，言葉にならない声のトーンなどから判断することができました。

　先ほど触れた，相手からの返答を十数秒間にわたって待ったときは，最終的に「よく分かりません」という言葉が返ってきました。しかし，その後のインタビューの中で，「いまの話とはどう関係するのか分かりませんが，話していて思い出したことがあるので，それを話していいですか？」という発言がありました。

　これは，ある経験について話しているうちに，それに何らかの共通点を持つはずの別の経験を連想したが，そこにどのような共通点があるのかは

自覚できていない，ということを示しています。ここには第7章（☞ p.208）で述べた「暗黙知」のレベルでの連想が働いているとともに，インタビューの「最中にも，そしてその後でも，さまざまな経験をつなぎ合わせ，組み立てて」いくための内省がうながされていることが物語られています。じっくりと待つことは，「混ざりもののない」客観的な事実や経験を聞き出すためではなく，「内省をうながすコミュニケーション」の場を生み出すために必要なんですね。

古くて新しい管理者の役割

このように，本書の執筆のために実施したインタビューを，アクティヴ・インタビューを成立させる条件とプロセスという視点で振りかえってみると，（アクティヴ・）インタビューとコーチングは2つの別のものではないということが分かります。

コミュニケーションを通じて相手に内省をうながし，事実や経験に対する新たな意味をつくり出すことを目的としたアクティヴ・インタビューを，問題解決や目標達成，人材育成のために使ったものがコーチングなのです。だとすれば，（それがどれくらいうまくいったのかはさて置いて）この本のためのインタビューにコーチングとして働く側面があったとしても何の不思議もありませんよね。

コーチングの働きを持つディスカッション

さらに，「内省をうながすコミュニケーション」としてのアクティヴ・インタビューの考え方は，複数のメンバーどうしで行うディスカッションにまで広げて考えてみることができます。そうすると，この本で検討してきた取り組み事例のさまざまな場面でも，コーチングとしての働きを持つコミュニケーションが行われていたことに気づきます。

たとえば院内スタッフが講師となる形で実施された庄原赤十字病院の新人研修の際に，本の知識と実践での感覚を結びつけながら，「こういう感じですかねえ？」と話し合われていた研修の企画会議においても，複数のメンバー間でアクティヴ・インタビューのような対話が生まれていたはずです。

　虎の門病院のコンピテンシー・マネジメント導入の取り組みでは，「優秀な人」「経験年数に応じてちゃんと成長している人」をめぐって交わされた開発メンバー間の対話もきわめて近い性格を持っています。また，評価会議における対話，さらに日々の仕事の中で「その人が小さくなってしまわないように，考えたこと，感じたことを自由に表現できるようにする」ための，上司─部下間の対話についても，「相互行為的なナラティブのプロセス」の中で気づきをうながす働きがあります。

　慶應義塾大学病院のEBP導入では，臨床の看護師が実践の中で感じる「疑問についての話を盛り上げる」ことが，ファシリテーターに求められる大きな役割の1つでした。こうした対話の目的は，「『活動』領域の垣根を越えた対話をうながし，看護実践の背後にあるルールや価値観，役割分担」を見直すことだと書きましたが，「活動」領域の垣根を越えた対話を生み出すためには，「相互行為的なナラティブのプロセス」を深めることが必要であり，看護実践の背後にある意味や意義に気づくためには，対話を通して事実や経験に対する新たな意味をつくり出す必要があるのです。

　そのように考えてみると，荻窪病院の在宅療養移行支援の事例に描かれていた，「実践している人たちの力を信じ，相手を承認し，迷いに目を向け，問いかけ，待つ」という計画推進者の姿勢は，対話の相手を事実や経験の「貯蔵庫」として捉えるのではなく，対話のプロセスの中で経験をつなぎ合わせ，組み立てながら，新たな意味をつくり出す力を持った存在として認めるということを意味しているでしょう。

「いま」求められるコミュニケーションのあり方

　ドラッカーが述べているように,「上の者が下に向けて行えるのは命令だけである。打ち合わせ済みの信号を発することだけである。動機づけるどころか,理解を得ることさえ上からは」できません。このため,管理者は組織のメンバーが「すでに動機づけられたものに焦点をあわせなければならない。彼らの欲求,信条,価値観を知らなければならない」[11] のだとすれば,そこで求められているコミュニケーションのあり方は,「最初からそこにあるものを発見」することではなく,**話し手と聞き手が積極的に関わり,自分が置かれた状況や経験の意味を相手が新たに組み立てられるように動機づけるものでなければならないはずです。**

　イントロダクションに示したように,これからの変革に求められる,「仕組み自体を自ら問う」姿勢の醸成が,すでにドラッカーの時代から指摘されていた古くて新しい問題であったとすれば,そこで求められるコミュニケーションの環境を整えることも,古くて新しい管理者の役割だといえるでしょう。

　本項の冒頭で指摘したように,管理者のみなさんの仕事はさまざまな形でのメンバーとの対話によって成り立っています。「いま」求められる変革を実現するために必要なのは,この長い「あとがき」に示したように,日々のメンバーとの対話のあり方を振りかえり,相手の意識と行動の変化をうながす要因と条件は何か,そのためにはどのような準備を行う必要があるのか,そしてどんな点に留意して対話を行う必要があるのかを考え,さまざまな場面でのメンバーとの対話に活かしていくことなのではないでしょうか。

---

[11] 前掲書5), 152, 155-156.

索引

数字・欧文

3つの側面，組織変革の 233
3つの要素，活動の 26
3つの要素，熟達するための 19
3要素，EBPの 132
3要素間のバランス，活動の 27
3段階モデル，在宅療養移行支援の 173
5つの要素，学習する組織の 195
BEI（behavioral event interview） 71
EBM（evidence-based medicine） 127
EBP（evidence-based practice） 11, 126
IOWAモデル 153
knot 130
knot working 130
PNS（パートナーシップ・ナーシング・システム） 30

和文

あ

相手との関係性 182
アクティブ・インタビュー 227
暗黙知 208
暗黙知化 210

い

意図を伴う管理行動 79
インタビュー 223

う

ヴィゴツキー 52

え

越境学習 150
エティエンヌ・ウェンガー 92
エリクソン 19
エンゲストローム 20

か

学習する組織 192
── の5つの要素 195
拡張による学習 29, 36, 102
学校の学び 71
── と職場の学び 56, 92
「活動」領域の分断 148
活動理論，エンゲストロームの 9
観察・模倣・省察 55
感情の働きの二面性 214

き

京大方式 173
ギルバート・ライル 207

く
クラスター……………………………………… 72

け
経験学習 …………………………………………19
言語化 ……………………………………………32

こ
行動結果面接 ……………………………………71
コーチング …………………………………… 227
コルブ ……………………………………………19
根源的特性 ………………………………………70
コンピテンシー …………………………………69
コンピテンシー・ディクショナリー …………72
コンピテンシー・モデル，
　虎の門病院の ……………………………… 74

さ
最近接発達領域 …………………………………52
　── の学びと成長 ……………………………59
在宅療養移行支援 …………………………… 163
　── の3段階モデル ……………………… 173

し
集団の活動 ………………………………………24
熟達化のプロセス ………………………………84
状況に埋め込まれた学習 …………………93,188
条件とプロセス，新たな「活動」が
　生み出されるための ………………………39
条件やプロセス，「拡張による学習」が
　生まれる ………………………………………35
省察 ………………………………………………55
職場の学びと学校の学び …………………56,92
シングルループ学習 ………………………… 206
真摯さ ………………………………………… 219
ジーン・レイヴ …………………………………92

す
スプリングボード（踏み台）……………… 111

せ
成長の伸びしろ …………………………………53
正統的周辺参加 …………………………………93

そ
相互行為的なナラティブのプロセス ……… 226
創造型のOJT ……………………………………5
組織変革 ……………………………………… 184
　── の3つの側面 ………………………… 234
　── の航海術 …………………………………8

た
退院支援 ……………………………………… 167
退院調節 ……………………………………… 167
ダブルループ学習 …………………………… 206
ダブルバインド状況 ………………………… 106
　── の「抜け道」………………………… 109

ち
地域包括ケアシステム ………………… 163,165

つ
追体験，第2のレベルの矛盾の解消の … 120
ツール，活動の …………………………………21

て
抵抗や反発，「活動」に対する ………………26
転化，感情の ………………………………… 146

と
ドラッカー ………………………………… 3,4,226

な
内在化
　──，新たな取り組みの意味や意義の …… 55
　──，「活動」の諸要素の ……………… 213
　──，行動パターンの ……………………… 23
　──，社会的・文化的な力の ……………… 45
　──，組織の意図の ………………………… 79
内省をうながすコミュニケーション ………… 33
仲間づくり ………………………………………81

ね
ネットワーク，非公式的・一時的で
　緩やかな …………………………………… 170

の
ノット ………………………………………… 130

の
ノットワーキング ……………………… 130,159

は
反転，フラストレーションの価値の …… 146
反発や抵抗 …………………………………… 104

ひ
ピーター・M・センゲ ……………………… 192
ビジョン ……………………………………… 60

ふ
分散＝共有型の
 「多重化する活動の場」 …………………… 131

へ
ベイトソン …………………………………… 106
変革，個人の意識と行動の ……………… 184

ほ
ポジティブな感情，「拡張による学習」を導く
 ……………………………………………… 211
ポジティブな感情の働き ………………… 142
ポジティブ・マネジメント ……………… 183,220
ポランニー …………………………………… 207
ホルスタイン＆グブリアム ……………… 223

ま
マクレランド ………………………………… 70

み
ミッション …………………………………… 3

む
矛盾
 ──，集団の「活動」がはらむ …………… 106
 ──，第1のレベルの ……………………… 114
 ──，第2のレベルの ……………………… 115
 ──，第3のレベルの ……………………… 117
 ──，第4のレベルの ……………………… 122
結び目 ………………………………………… 130

も
模倣 …………………………………………… 55
問題解決 ……………………………………… 232
問題設定 ……………………………………… 232

や
役割分担，活動の …………………………… 23

り
リーダーシップ ……………………………… 5
理論的枠組み ………………………………… 38

る
ルールや価値観，活動の …………………… 23

れ
レイヴ＆ウェンガー ………………………… 93
レジリエンス ………………………………… 192